Johnson's®

Seu Bebê

dos 6 aos 12 meses

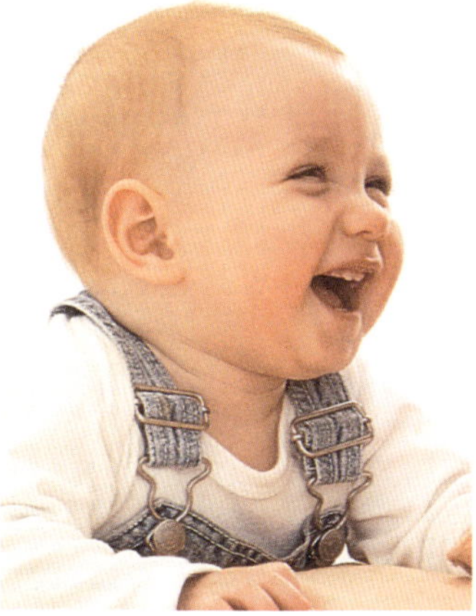

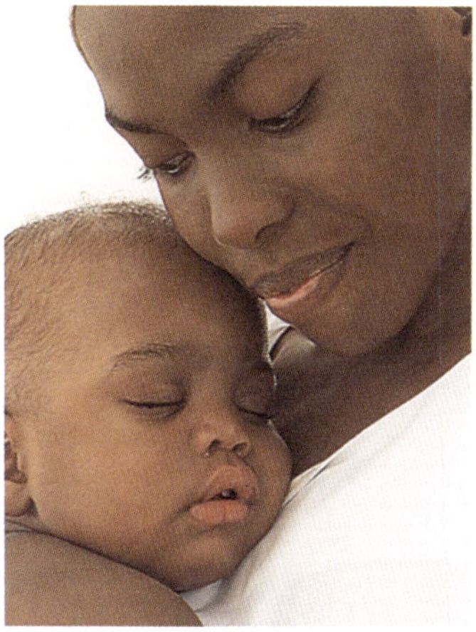

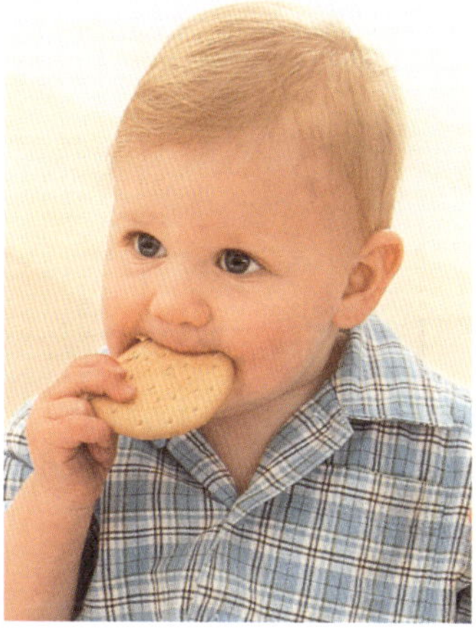

PUBLIFOLHA

Um livro Dorling Kindersley
Londres, Nova York, Munique, Melbourne, Nova Déli

Título original "JOHNSON'S® *Your Baby from 6 to 12 Months*"

PUBLIFOLHA
Divisão de Publicações do Grupo Folha
Al. Barão de Limeira, 401, 6° andar,
CEP 01202-900, São Paulo, SP
Tel.: (11) 3224-2186/2187/2197 www.publifolha.com.br

Coordenação do Projeto: Publifolha
Assistência Editorial: Juliana Doretto
Produção Gráfica: Soraia Pauli Scarpa
Assistência de Produção Gráfica: Guilherme Macabelli

Produção Editorial: Editora Página Viva
Supervisão: Carlos Tranjan
Edição: Andrea Souzedo
Tradução: Anna Quirino
Revisão de Texto: Genulino José dos Santos, Leila Faria, Regina Pereira
Consultoria: Monica Antunes Portella Gazmenga (enfermeira consultora da Johnson & Johnson); Renata Dejtiar Waksman (médica pediatra)
Edição de Arte: José Rodolfo A. de Seixas

Dorling Kindersley
Texto: Tracey Godridge
Para Cora, Eden e Noah
Editora de Projeto: Susannah Steel
Editoras de Arte: Claire Legemah, Glenda Fisher
Editora Sênior: Julia North
Editoras dos EUA: Jane Perlmutter, Jill Hamilton
Gerente Editorial de Arte: Tracey Ward
Controle de Produção: Louise Daly
Fotografia: Ruth Jenkinson
Diretora de Arte: Sally Smallwood

Dados Internacionais de Catalogação na Publicação (CIP)
(Câmara Brasileira do Livro, SP, Brasil)

Godridge, Tracey
Johnson's seu bebê dos 6 aos 12 meses / texto Tracey Godridge ; tradução Anna Quirino. - São Paulo : Publifolha, 2004. - (Série Johnson's saúde e carinho)

Título original: Johnson's your baby from 6 to 12 months
ISBN 978-85-7402-591-9

1. Bebês - Desenvolvimento 2. Bebês - Criação I. Título. II. Série.

04-2675 CDD-649.122

Índices para catálogo sistemático:
1. Bebês : Crescimento : Vida familiar 649.122
2. Bebês : Cuidados : Vida familiar 649.122
3. Bebês : Desenvolvimento : Vida familiar 649.122

2ª reimpressão

Este livro foi impresso em agosto de 2008 pela Corprint sobre papel offset 120 g/m².

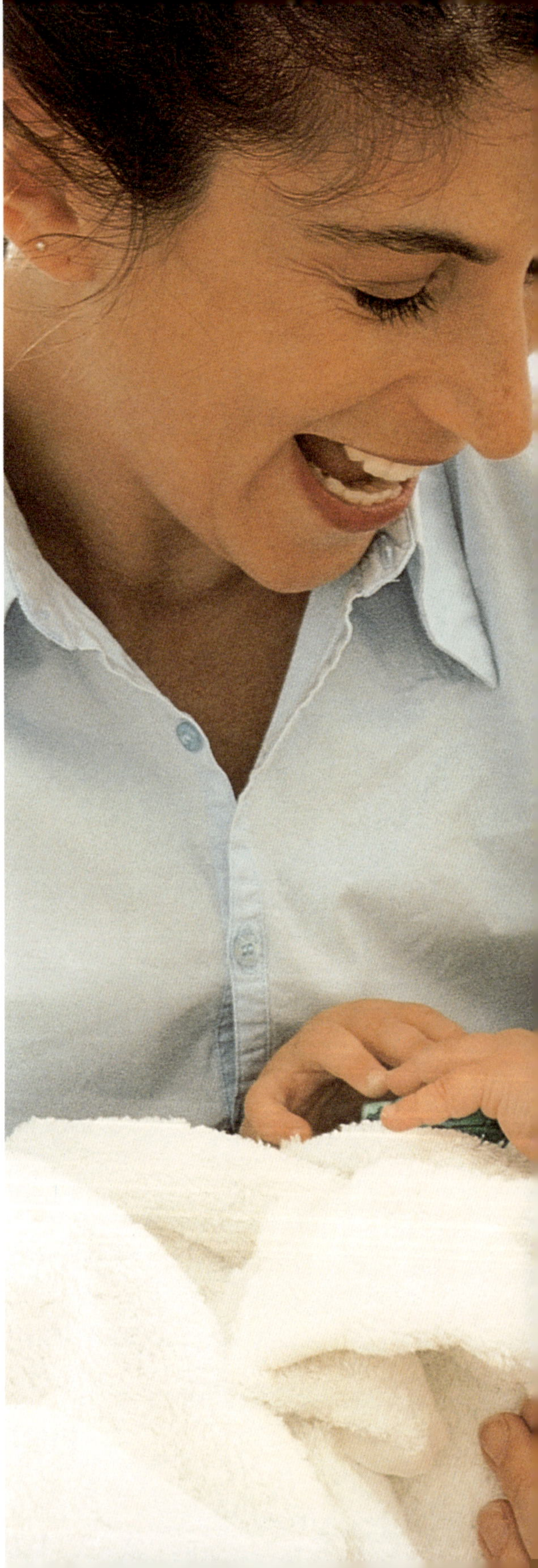

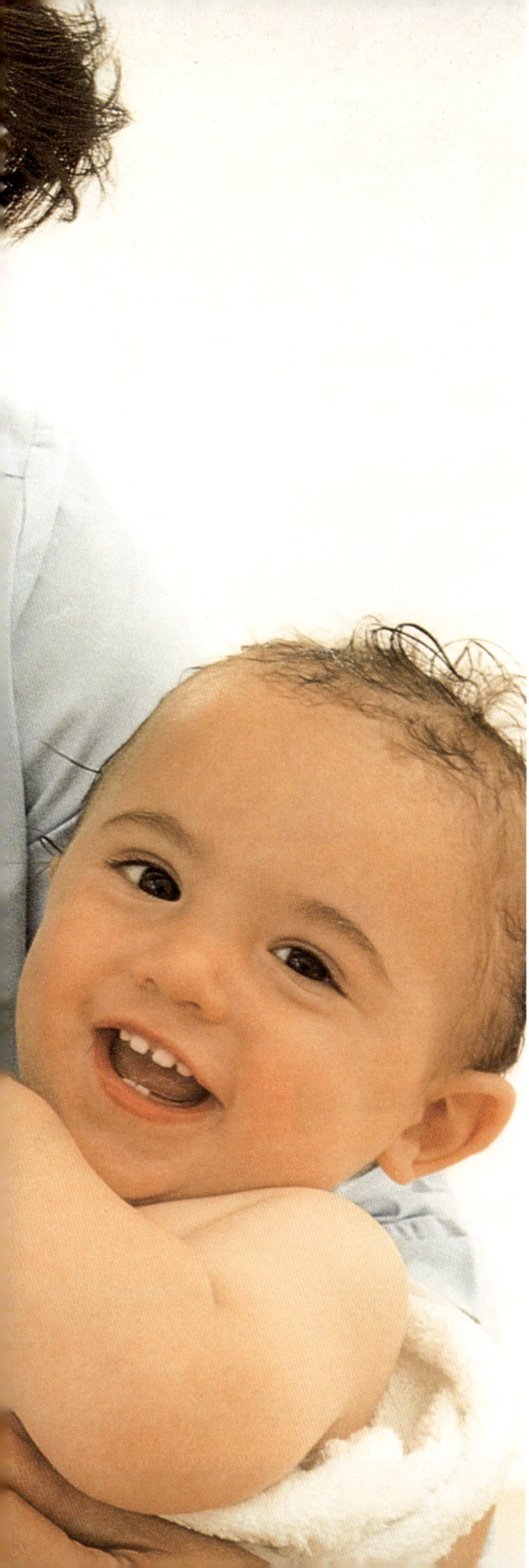

Sumário

Mensagem aos pais

Há mais de um século a Johnson & Johnson cuida de bebês. Nossos produtos ajudam mães e pais a tranqüilizar e a confortar o filho, alimentando um profundo laço amoroso com ele por meio dos cuidados diários.

Reforçando o compromisso com as crianças e suas famílias, a Johnson & Johnson criou o Johnson & Johnson Pediatric Institute, LLC. Única no mundo, essa organização promove a pesquisa e o aprendizado contínuos nas áreas de pediatria, desenvolvimento infantil e gestação, com programas e atividades dirigidos a profissionais, pais e pessoas interessadas em assegurar um futuro saudável para as crianças de todo o mundo.

Continuamente, a ciência nos permite aprender cada vez mais sobre os pequenos e seu desenvolvimento físico, cognitivo e emocional. Os pais desejam conselhos sobre como usar esse aprendizado na vida diária, a fim de reforçar seus instintos fundamentais de amor, para cuidar melhor de seus bebês e se comunicar com eles.

Não existe uma fórmula mágica para ser um bom pai ou uma boa mãe. Mas, com a série *Johnson's® Saúde e Carinho*, esperamos oferecer informação, orientação e compreensão às pessoas que estão construindo uma família, ajudando-as no despertar do milagre que existe dentro de cada criança.

Johnson & Johnson

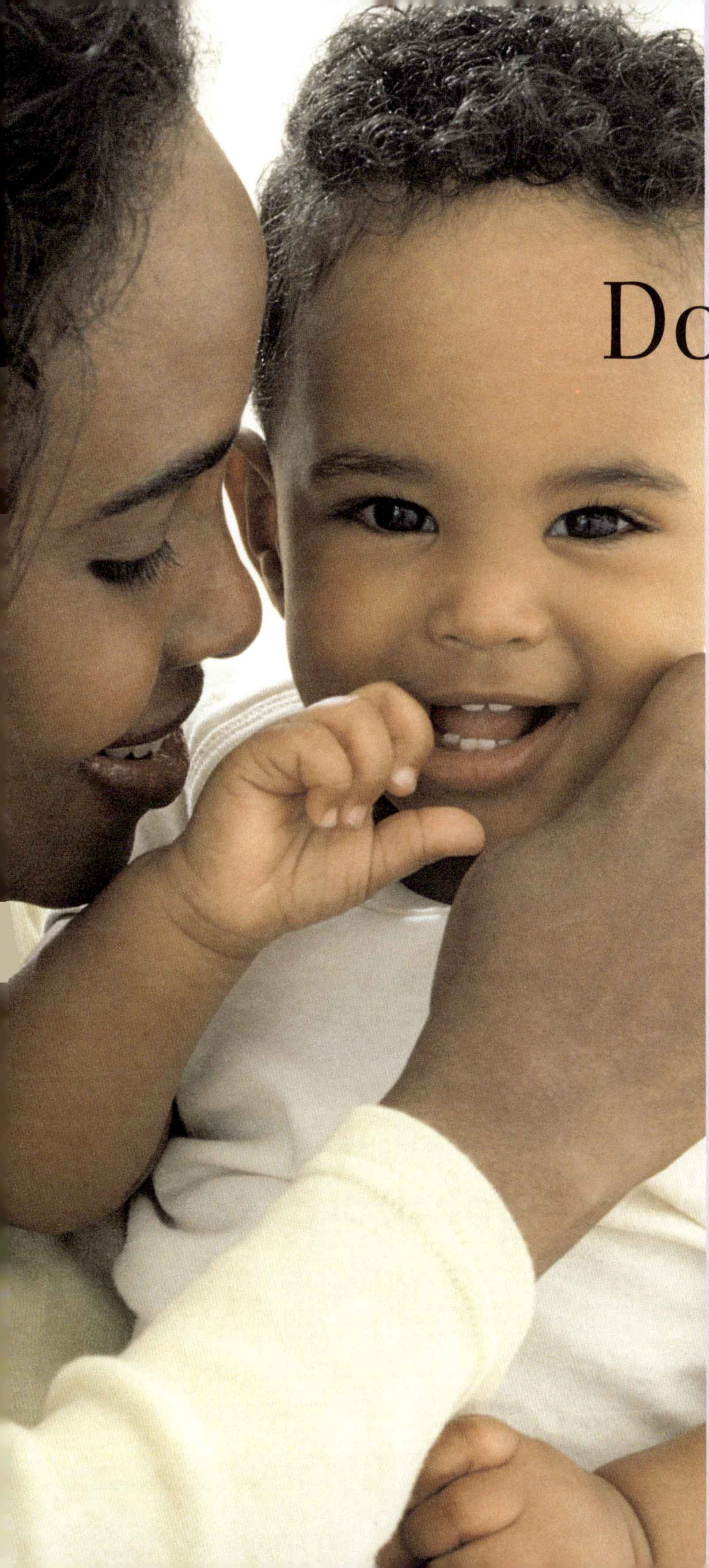

Dos 6 aos 12 meses

Agora, seu bebê está com seis meses – é uma explosão de vida! Nos próximos meses, ele vai surpreendê-lo com suas conquistas e você ficará encantado com seu amor, observando como ele vai se transformando num pequeno indivíduo sem igual.

O desenvolvimento do bebê

Nos seis primeiros meses de vida do bebê, você era o centro do mundinho dele, e ele dependia de você para todas as necessidades físicas e emocionais. Durante os próximos seis meses, ele desenvolverá novas habilidades que o ajudarão a ampliar horizontes, explorar o ambiente, afirmar sua vontade e descobrir a independência.

O mundo mais amplo

Quando começa a fazer suas conquistas naturais – descobrir como sentar, engatinhar e comunicar-se –, seu bebê passa a interagir com um mundo mais amplo. Ele vê seu brinquedo preferido e vai pegá-lo. Talvez o irmão mais velho faça uma careta para ele rir e ele o imite, fazendo outra. Se encontrar outro bebê, pode ser que mostre interesse em tocá-lo.

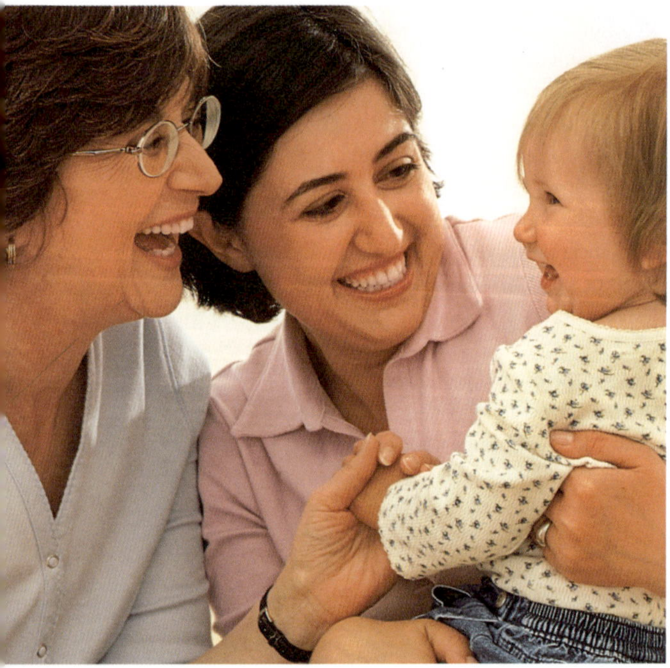

O desenvolvimento da independência

É emocionante ver o bebê conquistar novas habilidades, o que dará a você uma noção do desenvolvimento da independência de seu filho. O fato de ele conseguir se sentar sozinho, engatinhar todo feliz pelo chão, divertir-se com um brinquedo novo e comer no cadeirão dá aos pais o gostinho da liberdade, pois, de vez em quando, você até terá tempo para tomar um cafezinho. O passeio diário de carrinho é outro passo para mostrar ao bebê um mundo maior, e vocês terão ótimos momentos juntos.

Novos contatos

O bebê também ficará mais interessado e reagirá melhor às pessoas, principalmente aos membros próximos da família. Com sua sociabilidade instintiva, os bebês, a partir de seis meses, começam a criar vínculos mais estreitos com outras pessoas que não seus pais, como avós e babás. Esse é um bom momento para ajudá-los a estabelecer laços com pessoas que se tornarão importantes em sua vida, ainda mais quando, dentro de alguns meses, o "medo de estranhos" (*págs. 8-9*) talvez dificulte novas amizades.

Parte da família

Nos próximos seis meses, seu filho começará a gostar dos irmãos e vai adorar observar as crianças mais velhas pulando a seu redor. E, à medida que começa a se movimentar sozinho e consegue fazer mais coisas, é bom realizar atividades em conjunto, como cantar, bater palmas, ou alguma brincadeira de pega-pega na sala de estar (é isso mesmo!). Crianças mais velhas também podem fazer o papel de professor para seu bebê. Ele vai adorar imitá-las e talvez fique extasiado com um livro, como seu irmão ou sua irmã ficam, por exemplo.

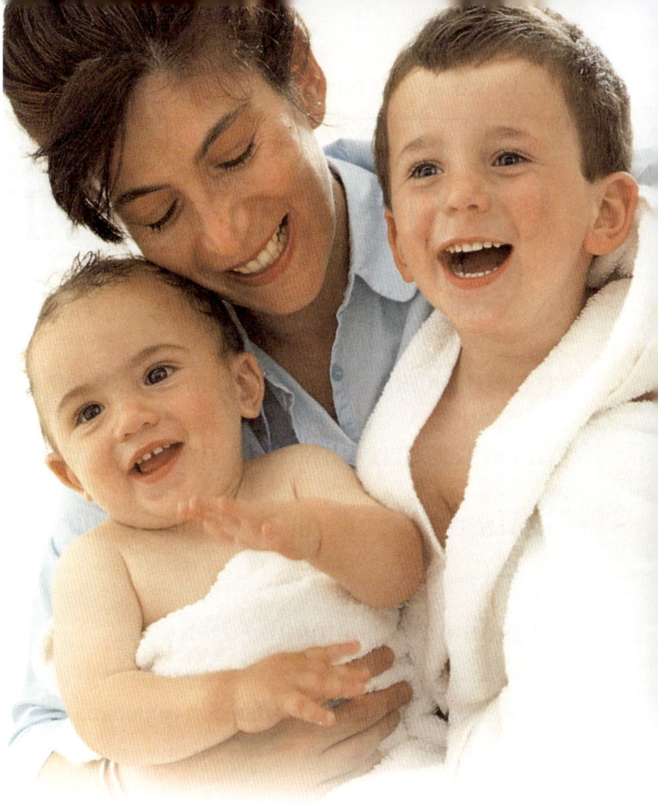

Novas amizades

Outros bebês podem oferecer benefícios parecidos. Se é seu primeiro filho, o encontro dele com outros bebês ou crianças maiores talvez seja o resultado de amizades que você fez na gravidez ou após o parto. Nos próximos seis meses, seu bebê e os amiguinhos dele vão começar a interagir, balbuciando, tocando-se e tentando imitar sons e movimentos uns dos outros.

Sobre este livro

Durante esses emocionantes seis meses de mudanças, seu apoio, incentivo e amor podem fazer mais do que qualquer outra coisa. Entender como os bebês se desenvolvem, no entanto, é vital para que os pais compreendam e supram as necessidades do filho.

Parte 1

A primeira metade do livro traz a relação entre o desenvolvimento do bebê e suas necessidades físicas e emocionais. Por exemplo: por que a criança de oito meses fica acordada à noite, se antes dormia a noite toda? Por que ela despreza legumes amassados, preferindo comida em pedaços, depois de certa idade? Agora que ela engatinha, como estará segura?

Estar informado antecipadamente sobre o que esperar do bebê ajuda os pais a entender o que acontece, permitindo-lhes reagir da melhor maneira. Além disso, identificar as necessidades da criança não só contribui para que ela se sinta amada e valorizada como também aumenta a confiança dos pais.

Parte 2

A segunda parte do livro contém informações sobre como e quando seu bebê está pronto para vencer novos desafios. Embora esteja organizada por mês, vale lembrar que a escala de tempo é flexível: os bebês se desenvolvem em ritmos diferentes, e seu filho vai progredir na velocidade que for correta para ele.

As habilidades da criança, contudo, avançam numa seqüência previsível, pois cada uma delas exige certo grau de crescimento e desenvolvimento. Por isso, não espere, por exemplo, que seu filho se levante sozinho antes de estar suficientemente forte para suportar o próprio peso com os joelhos e os quadris.

Quando seu filho tentar fazer algo novo, há muitas coisas que você pode fazer para encorajá-lo: esta parte do livro inclui algumas sugestões de brincadeiras e atividades de grande utilidade nessa fase. E lembre-se: se receber o estímulo adequado, a criança adquire confiança e auto-estima, dois sentimentos que lhe propiciam o melhor começo de vida possível.

Desenvolvimento social

Ao entrar na segunda metade do primeiro ano de vida, seu bebê ficará mais sociável e distribuirá muitos sorrisos e balbucios. Se estiver acostumado com rostos amigáveis, ficará à vontade com outras pessoas, e isso o ajudará a enfrentar o choque da separação e o medo de estranhos nos próximos meses.

A separação e o medo de estranhos

A partir dos sete meses (e talvez durante algum tempo), seu bebê sociável e animado pode não querer desgrudar de você e ficar com medo de gente que não conheça bem. Talvez relute em ficar com alguém que não seja você, e até ambientes novos podem afetá-lo. Embora os bebês reajam de maneiras diferentes, todos têm medo da separação e de estranhos. Essa é uma etapa importante e mostra que seu filho está crescendo. Pela primeira vez, ele consegue perceber a diferença entre situações com que está ou não familiarizado. E está começando a entender que você e ele são pessoas diferentes.

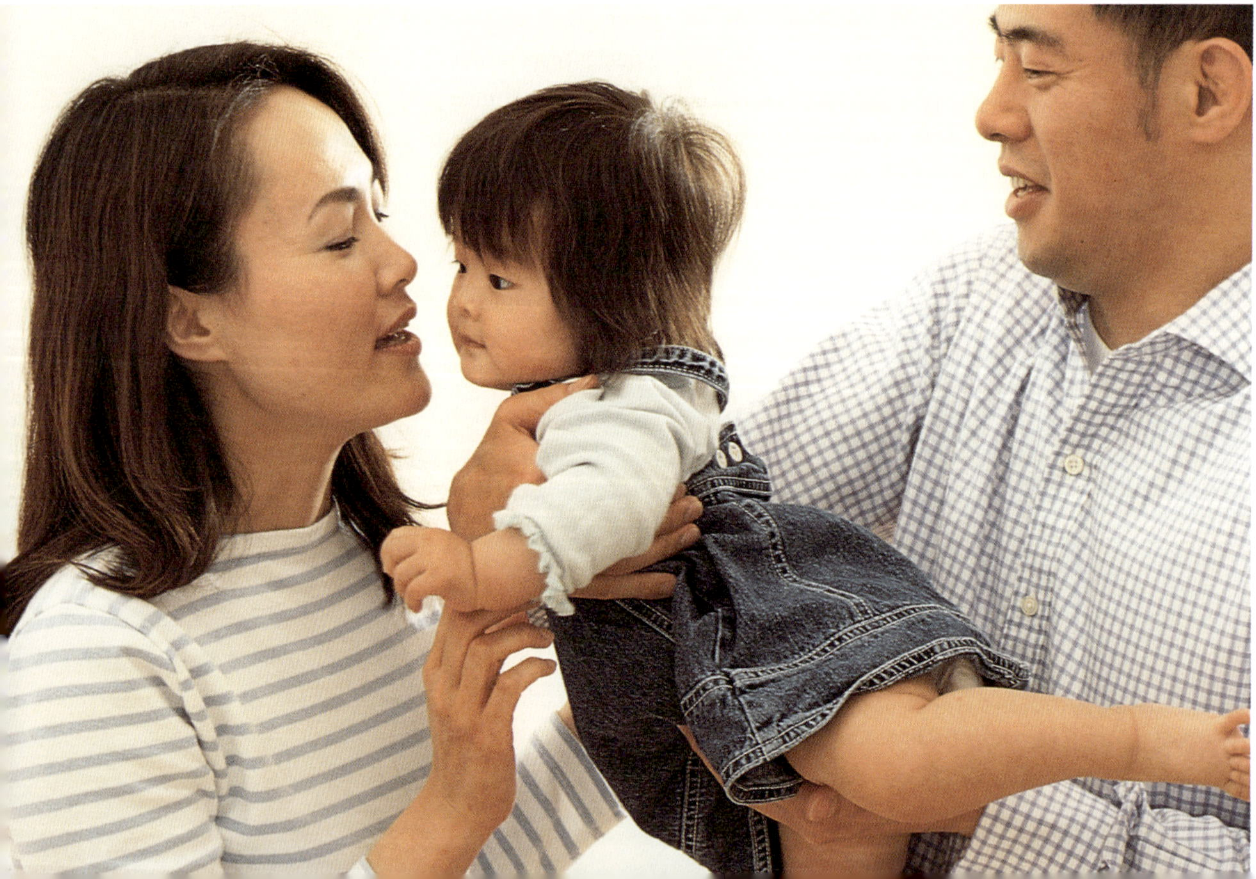

As babás e as necessidades do seu filho

Apresentar seu filho a uma nova babá pode ser bem difícil se ele estiver passando pelo medo da separação e de estranhos. Mas, com a pessoa certa, a criança vai aceitando aos poucos a situação e até aproveitará o fato de ter outra pessoa calorosa e amorosa em sua vida. Uma boa babá deve ter as seguintes qualidades:

★ Alegrar-se por acompanhar o ritmo do bebê. Se ela se força a aceitar a criança, seu filho vai perceber e ficar chateado.

★ Ser compreensiva e paciente. Você precisa se sentir tranqüila se o bebê chora com sua saída e estar segura de que a babá não vai levar as coisas para o lado pessoal, achando-se incompetente.

★ Ser divertida e criativa. Se ela souber como distrair seu filho para que você possa sair em paz, será muito bom para o bebê e para você.

★ Gostar de acariciar o bebê e conversar com ele. Seu filho ainda precisa de bastante atenção e afeto físico para se sentir feliz e seguro.

Observe se o bebê se sente bem. Se ele se sentir seguro e muito amado, a autoconfiança aumenta e ele passa a lidar melhor com suas ausências.

Como ajudar?

Quando seu filho lhe abraça forte, seu coração derrete. Mas quando ele se recusa a sair do colo, e chora como se o coraçãozinho fosse despedaçar se você sair da sala, talvez você fique desarmado com esses sentimentos tão intensos. Lembre-se de que essa fase vai passar.

- **Vá por etapas.** Aos poucos, ele vai perceber que você sai, mas sempre volta, e isso o tranqüilizará. Se tiver de ir para outro cômodo, diga a ele aonde vai e que logo voltará. Se ele chorar, fale alto para que saiba que você já está voltando. Permita também que o bebê engatinhe pelos outros cômodos, o que dará a ele confiança para explorar esses lugares sozinho. Mas vá sempre atrás para verificar se está em segurança.
- **Gente nova.** Não force seu bebê a ser amistoso, e deixe que ele faça contato visual no tempo dele. Até membros da família que seu filho fica alguns dias sem ver podem perturbá-lo sem querer.

O BEBÊ QUER ENXERGAR VOCÊ

É bom o bebê querer ficar perto de você. Demonstra que ele criou uma ligação profunda com a mãe e com outras pessoas próximas a ele. E, quanto mais seguro ele se sentir, mais depressa – e mais suavemente – ultrapassará essa fase.

- **Avise antes.** Quando souber que terá de sair, conte para seu filho com certa antecedência (nunca mais de 10 ou 15 minutos antes, para que ele não esqueça). Assim, o bebê vai saber o que esperar, em vez de se preocupar, imaginando que você pode abandoná-lo a qualquer momento.
- **Para se acostumar com a babá.** Se contratou alguém para tomar conta do seu filho, dê um tempo para que ele se acostume com a pessoa, possa reagir a ela e criar algum laço enquanto você ainda está no mesmo ambiente.
- **Aja com calma.** Na hora de sair, dê um abraço no bebê, um beijo de despedida e saia sem estardalhaço. Se você estiver calmo e feliz, o bebê ficará tranqüilo. Se ele chorar, diga-lhe que ele sentirá saudade e você também, mas que logo estará de volta. Dar um tchau da janela é uma boa maneira de desviar a atenção dele.
- **Procure não se preocupar.** Mesmo que o bebê chore quando você sair, é possível que em alguns minutos ele se distraia com a pessoa que está cuidando dele. Em vez de ficar se preocupando e sentindo culpa, dê uma ligadinha para casa ou espie pela janela, desse modo terá certeza de que seu filho está bem.

Formação da personalidade

Seu filho é um indivíduo único, com impressões digitais e personalidade distinta, que vai se formando com o passar do tempo. Como isso ocorre? Alguns de seus traços podem ser herdados, mas boa parte de seu desenvolvimento vai depender das experiências diárias e da interação com você e com outras pessoas próximas.

Reconheça os traços da personalidade

No consultório do pediatra dá para observar uma série de personalidades em formação, desde a alegre e adaptável até a rabugenta e exigente. Alguns bebês adoram ser acariciados; outros só querem afeto físico quando lhes convêm. Uns são amigáveis e não têm medo; outros são precavidos e retraídos. E, é claro, muitos bebês misturam algumas ou todas essas características.

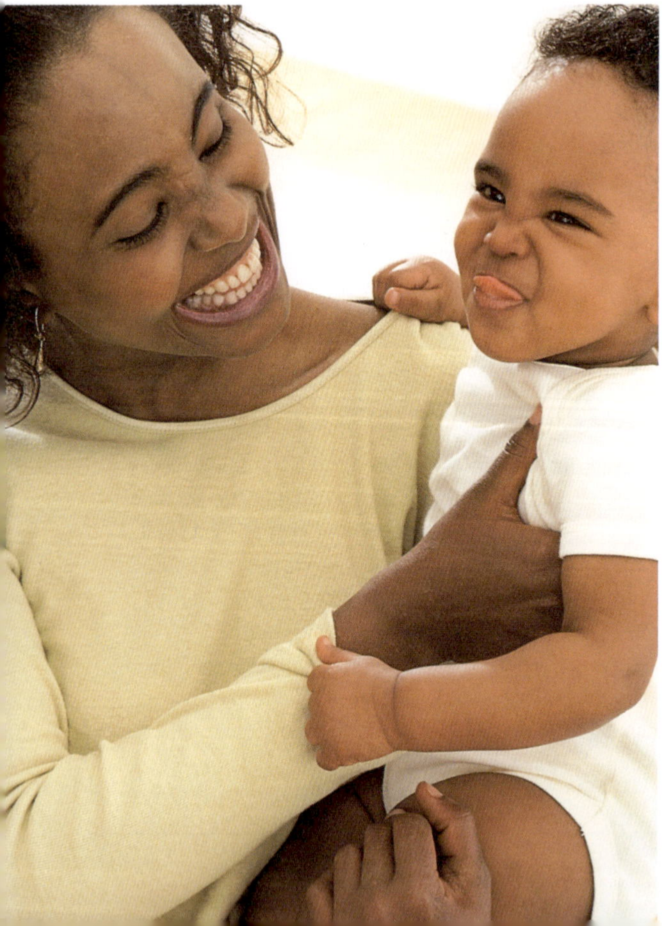

Compreenda as necessidades do bebê

À medida que seu bebê cresce, os traços da personalidade dele ficam mais óbvios. Vê-los desabrochar, além de ser emocionante, também contribui para você ficar atento às necessidades dele, podendo, então, estimular os aspectos positivos da personalidade de seu filho e ajudá-lo a moderar outros comportamentos. Por exemplo:

- Um bebê calmo e sereno pode ser facílimo de cuidar; ainda assim, ele requer atenção e estímulos, mesmo que nem sempre os exija.
- Uma criança tímida e retraída precisa de tempo para se adaptar a pessoas e experiências novas. Você tem de incentivá-la e tranqüilizá-la, de modo que ela possa enfrentar situações que, sem esse apoio, acharia insuportáveis.
- Com um bebê inquieto e exigente, você precisa ser calmo, firme e paciente, adotando uma rotina regular.

Nesse período, todos os bebês precisam de atenção. É bom lembrar que seu filho não será carente assim para sempre e que a personalidade dele ainda está em formação. Dos seis meses em diante, a maioria dos bebês começa a sossegar e reage melhor a você. O segredo é se concentrar em despertar o que há de melhor na criança.

Ajude a desenvolver a personalidade

Embora seu bebê mostre desde cedo traços claros de caráter, a personalidade dele ainda está se formando. E, do mesmo modo que esses traços afetam a maneira como você reage a seu filho, suas reações também terão um impacto na personalidade dele.

A partir dos seis meses, quando o bebê passa a perceber que é uma pessoa diferente de você, é importante ajudá-lo a desenvolver uma forte noção de si mesmo. E isso pode ser feito de diversas maneiras:

- **Demonstre o quanto você o ama.** Dê a seu filho muitos sorrisos, abraços e beijos, fazendo com que ele se sinta valorizado como indivíduo único.
- **Elogie todas as conquistas.** Seja num aceno para você, seja quando bater dois objetos um no outro, a autoconfiança dele aumentará com seu aplauso e incentivo.
- **Fique atento ao que ele quer.** Se você sabe quando seu filho está com medo, animado ou chateado e demonstra que o compreende, isso o ajudará a se sentir importante e amado.
- **Dê-lhe tempo para descobrir as coisas sozinho.** Deixá-lo se esforçar para pegar um brinquedo, por exemplo, vai ajudá-lo a desenvolver a noção de independência e aperfeiçoar o controle dos movimentos.

Coloque tudo em prática

À medida que você se concentra na personalidade da criança e passa a incentivar as características positivas que ela desmonstra, em alguns meses poderá ver que seu filho desenvolveu uma noção de si mesmo, passando a reivindicar suas vontades alegremente. Se ele se recusa a cooperar com você, quando o está vestindo ou trocando sua fralda, insiste para brincar de esconder pela enésima vez, ou bate a colher furiosamente porque quer a comida imediatamente, não resta dúvida sobre o que ele gosta ou destesta. E são todas essas qualidades – o que o faz rir e chorar, suas comidas preferidas, as brincadeiras de que gosta – que se combinam para criar a personalidade sem igual do seu filho.

Uma questão de gênero

Embora você possa não ter consciência do que está fazendo, é possível que o modo como cuida do bebê e reage a ele possa também ser afetado pelo sexo dele.

Pesquisas mostram que os pais de meninas tendem a:

★ falar manso, sorrir muito e segurá-las com cuidado;

★ evitar brincadeiras físicas, como fazê-las voar pelo ar;

★ fazer do banho um momento tranqüilo;

★ preferir brinquedos fofinhos;

★ permitir que chorem quando se machucam e lhes dar muita atenção.

Por sua vez, os pais de meninos tendem a:

★ falar alto e segurá-los com firmeza;

★ estimulá-los muito fisicamente – girando-os, por exemplo;

★ incentivá-los a brincar com a água do banho;

★ admirar sua força física e sua noção de aventura;

★ deixar que tenham brinquedos mais resistentes;

★ não incentivá-los a chorar quando se machucam, não lhes dando muita atenção.

Apesar de meninos e meninas terem algumas diferenças naturais – as meninas, por exemplo, costumam ser mais sociáveis e menos aventureiras; e os meninos, em geral, são mais inquisidores e usam mais o físico –, o modo como nós, adultos, reagimos também tende a reforçar essas diferenças de gênero. Se você moderar seu comportamento – incentivando o lado mais gentil dos meninos ou a noção de independência das meninas –, ajudará a eliminar os estereótipos sexuais e permitirá que aflore a individualidade de seu filho.

Estímulos à individualidade

O modo como você cria seu filho influirá muito na personalidade dele. E, apesar dos genes e dos traços de personalidade passados por sua linhagem familiar e herdados pelo bebê, ainda assim ele vai desenvolver suas próprias características. Mas como estimular gêmeos ou trigêmeos, que dividem a mesma constituição genética, a mesma família e as mesmas experiências, a criar suas próprias identidades?

Uma questão de genes

Todo bebê herda metade de seus genes da mãe (pelo óvulo) e metade do pai (pelo espermatozóide). Cada espermatozóide e óvulo contêm uma combinação diferente de genes, motivo pelo qual toda criança possui personalidade e aspecto únicos.

Se é fácil constatar de onde surgiram determinadas características físicas (os olhos pretos são da mãe, sem dúvida, mas os cabelos ruivos vêm do pai!), o que dizer da personalidade do bebê? Como se pode dizer quais partes foram herdadas e quais partes ele desenvolveu com o passar do tempo? Só dá para fazer suposições. É bem divertido tentar reconhecer semelhanças familiares (talvez o bebê tenha herdado a calma da mãe ou o senso de humor do pai), mas como seu filho sofre influência do ambiente e das próprias experiências desde que nasce, é impossível saber exatamente quais características são herdadas e quais foram desenvolvidas com a vivência.

A influência dos pais

A maneira como você reage ao temperamento e ao comportamento de seu filho influirá muito no desenvolvimento da personalidade dele. Embora os genes de seu bebê possam sugerir que ele será extrovertido ou tímido, calmo ou explosivo, o modo de interagir com ele e as experiências do dia-a-dia dele podem ou não alterar essa tendência. Se você é calmo com um bebê que sempre se agita, ele pode se acalmar aos poucos. Se der apoio e tranqüilidade para uma criança de natureza tímida, talvez ela se torne mais extrovertida e sociável.

Os gêmeos

Se você tiver gêmeos ou trigêmeos, criá-los como indivíduos diferentes é importantíssimo. E o peso disso aumenta ainda mais se forem gêmeos idênticos.

Os gêmeos idênticos se desenvolvem de um só óvulo e são sempre do mesmo sexo. E como se parecem muito fisicamente, é comum imaginar que também sejam parecidos emocionalmente e que pensem do mesmo modo. Tratar os gêmeos como se fossem um só, em vez de indivíduos separados, pode provocar um atraso em seu crescimento físico e emocional, além de retardar o desenvolvimento oral e intelectual. É fundamental encarar seus bebês gêmeos como crianças diferentes e tratá-los como tais. Isso os ajudará a desenvolver a personalidade e lhes dará uma base emocional sólida para crescer.

Encare os gêmeos como indivíduos

Eis algumas maneiras práticas de estimular a individualidade dos seus gêmeos:

- Escolha nomes de pronúncias bem diferentes.
- Não os chame de "gêmeos"; refira-se a eles como "os meninos" ou "as crianças". E peça que familiares e amigos façam a mesma coisa.
- Tenha certeza de que você ou qualquer outra pessoa possa distingui-los. Para isso você pode pintar a unha do dedo mínimo de um deles, penteá-los de maneiras diferentes ou até calçar meias de cores diferentes, de modo que as crianças não sejam confundidas.
- Evite vesti-los com roupas iguais.
- Permita que cada um tenha sua própria coleção de livros, brinquedos e outros itens pessoais, mesmo que isso signifique duplicar alguns deles. E identifique o que é de cada um com seus nomes ou suas iniciais.

Estimule a consciência de si mesmo

Há várias maneiras de cultivar a consciência de si mesmo nos gêmeos.

- **Passe algum tempo com apenas um deles.** Isso pode ser difícil, ainda mais se você tiver outros filhos. Mas se, com regularidade, você passar algum tempo com um dos gêmeos, fará com que se sintam amados e valorizados como indivíduos, e não "em bloco".
- **Procure o que é característico em cada um.** Perceba o que há de especial em cada uma das crianças, mesmo que seja apenas o fato de uma delas dar risadas quando você faz cócegas, e a outra adorar pular no seu colo.
- **Procure não compará-los.** Afirmações genéricas que comparam gêmeos, às vezes, podem se transformar em rótulos permanentes. À medida que eles crescem e ficam mais conscientes, tais rótulos talvez prejudiquem a auto-estima de cada um, podendo até criar uma competitividade prejudicial. Procure sempre algo positivo para dizer aos bebês, separadamente.

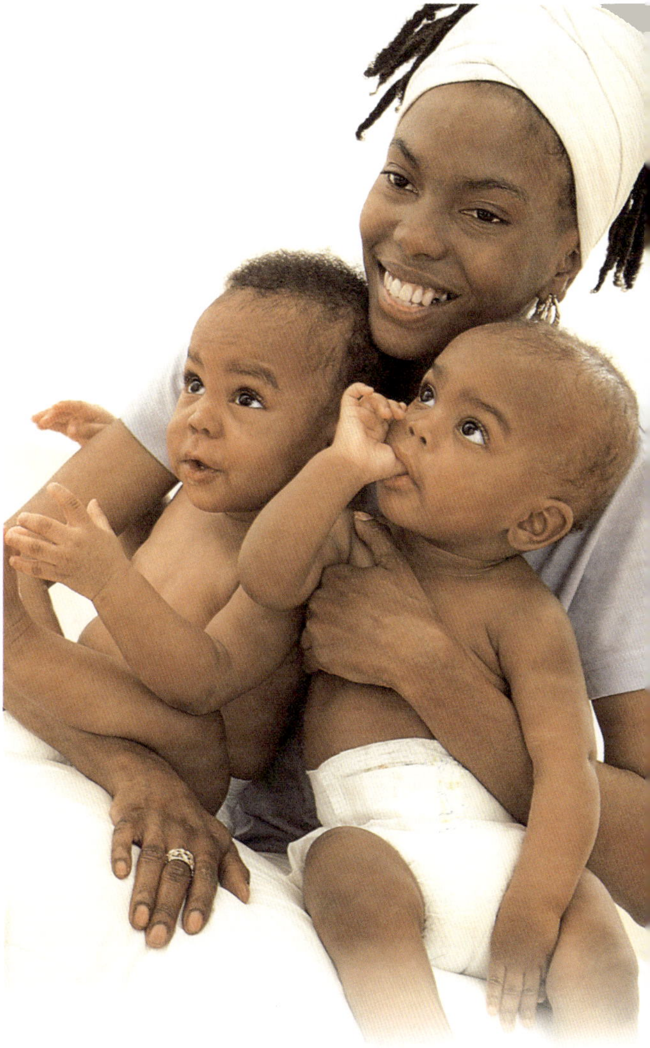

IDENTIDADES INDIVIDUAIS
Os gêmeos podem relutar em se separar, mas quando ficam mais velhos é importante que se sintam felizes, mesmo afastados, para que cresçam seguros e equilibrados.

- **Apresente-os a outros bebês.** Faça isso enquanto são pequenos, para que se sintam bem em grupos sociais. Com a semelhança física e a proximidade, os gêmeos costumam criar laços especiais, que podem levá-los a preferir a companhia um do outro, isolando-se.

Visitas ao pediatra e exames de rotina

No primeiro ano de vida, seu bebê deve passar por visitas mensais ao pediatra, nas quais o profissional avalia o desenvolvimento da criança e verifica se ela está crescendo com saúde. Esses exames de rotina permitem também que você discuta com o médico as preocupações que possa ter *(ver quadro na página ao lado).*

O acompanhamento mensal de seu filho por um pediatra, no primeiro ano de vida, é essencial para que ele cresça e se fortaleça. Se você mudar de pediatra, será preciso que leve todos os exames feitos desde que seu filho nasceu e qualquer outro registro que tenha em seu poder. Isso oferecerá os detalhes para que ele avalie o desenvolvimento da criança.

Também é importante relatar ao pediatra caso o bebê tenha adoecido recentemente, ou se foi prematuro. Uma doença afeta o comportamento da criança no exame, e o fato de ter sido prematuro precisa ser levado em consideração, pois altera o ritmo de crescimento.

Exames de rotina

O bebê muda muito de um exame para outro. A partir dos seis meses ele balbucia, já se senta e tem noções do mundo que o rodeia. Assim, o desenvolvimento dele será importante na avaliação feita entre 6 e 12 meses.

- **Ele está crescendo normalmente?** A estatura, o peso e a circunferência da cabeça serão comparados com as medidas anteriores para verificar se o ritmo de crescimento está normal.
- **A moleira está fechando?** A moleira, ou fontanela, em cima da cabeça, será verificada. Por volta dos seis meses, deve ter diminuído bastante e no nono mês pode até ter fechado.
- **Quadris e pernas estão bem?** Embora os quadris e as pernas tenham sido examinados com algumas semanas de vida, o deslocamento dos quadris pode ocorrer também em bebês mais velhos.
- **A visão está boa?** Isso será avaliado verificando se o bebê consegue focalizar com clareza um objeto mantido a três metros de distância e também observando se ele consegue acompanhar a movimentação de um objeto a essa distância.
- **Ele consegue ouvir bem?** A fim de verificar a audição do bebê, é provável que o pediatra agite um chocalho ou sussurre atrás da cabeça dele, para ver se ele se vira e descobre de onde vem o ruído que está escutando. Nem todos os bebês respondem na primeira vez, principalmente se estiverem com sono, resfriados ou absortos em outra coisa. Se isso ocorrer, o médico pedirá que o bebê volte para nova avaliação em outro dia, para verificar se a audição está perfeita.

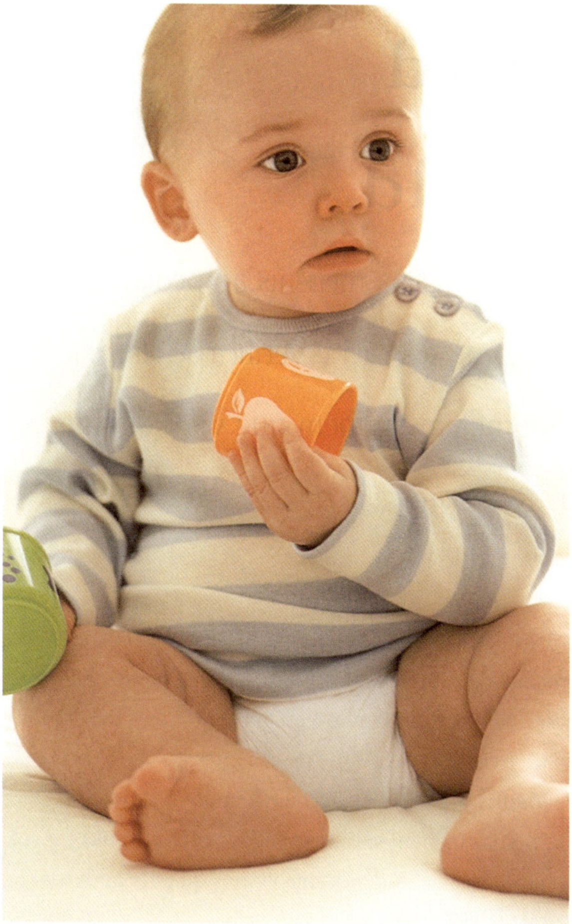

Avaliação do desenvolvimento

A partir dos nove meses, a maioria dos médicos constata o desenvolvimento do bebê só de observar o modo como ele interage com você, e questionando-lhe sobre como ele se comporta em casa. Estas são algumas das perguntas que o pediatra costuma fazer:

- **Ele se senta sozinho?** Com nove meses, o equilíbrio do bebê deve torná-lo capaz de se sentar sem ajuda.
- **Ele tenta engatinhar?** Não se preocupe se o bebê ainda não consegue engatinhar, desde que tente se movimentar – por exemplo, rolar da cama, arrastar-se "de bumbum" para pegar um brinquedo que está fora do alcance.
- **Ele agüenta o próprio peso?** Aos nove meses, seu filho deve estar bastante forte para ser capaz de suportar o próprio peso nos pés, se você segurar as mãos dele para ajudá-lo a equilibrar-se.
- **Ele consegue pôr comida na boca?** A coordenação entre mãos e olhos e as habilidades de manipulação devem permitir que seu filho de nove meses consiga pegar pedacinhos de comida e colocá-los na boca.
- **Ele consegue alcançar e segurar objetos?**
- **Ele passa um objeto de uma mão para a outra com facilidade?**
- **Ele procura brinquedos que caíram ou estão escondidos?**
- **Ele gosta de brincadeiras sociais, como a de esconder?**
- **Ele está se comunicando com você?** Ele está balbuciando sons, como "ba-bá", "da-dá"? O médico também observará se o bebê está interessado em ouvir você falar, e o que faz para chamar sua atenção.

Perguntas para você fazer ao pediatra

As visitas para checar o desenvolvimento do bebê oferecem a oportunidade para você colocar suas preocupações – referentes ao desenvolvimento e à saúde do bebê ou apenas questões que incomodam os pais. Talvez seja bom levar as perguntas por escrito, para não esquecer nada. Exemplos de perguntas:

★ Como parar com as mamadas noturnas?

★ Como ajudar o bebê a dormir a noite toda?

O médico poderá dar informações úteis sobre questões de saúde e segurança, como dizer qual é a melhor dieta para seu bebê; dar orientações para protegê-lo de queimaduras de sol; e orientar você quanto à segurança de seu filho dentro do carro.

O livro do bebê

Desde o nascimento até quando você quiser, todos os aspectos do desenvolvimento da saúde de seu filho devem ser observados com regularidade. Manter um registro de tudo é importante para verificar se a criança está evoluindo bem, além de oferecer um histórico útil sobre o bem-estar de seu filho. Você e o pediatra podem anotar tudo relacionado à criança.

Curva de crescimento

A cada visita, até a de avaliação entre o sexto e o nono mês *(págs. 14-5)*, o pediatra anota o peso, a altura e a circunferência da cabeça de seu bebê, e compara os resultados com uma curva de crescimento. Esses dados ficam registrados na ficha do bebê. Tais tabelas, baseadas em estatísticas, mostram o ritmo em que seu filho está crescendo. Há uma tabela para meninas e outra para meninos e, em cada uma delas, uma linha mediana assinala o que é chamado de marca dos 50%. Ou seja, em cem bebês, 50 serão mais pesados e mais altos do que a linha mediana (estão acima dela) e 50 serão mais leves e mais baixos (estão abaixo dela).

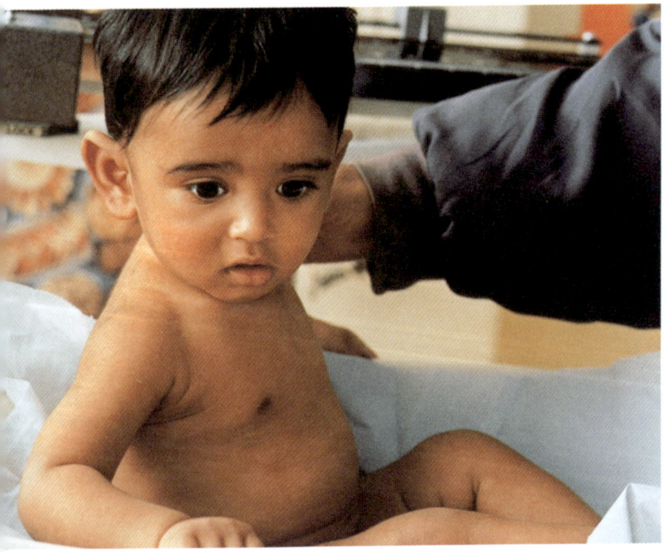

CONTROLE DO PESO
Durante a segunda metade do primeiro ano de vida, o ganho de peso do bebê será mais lento do que na primeira metade. Isso é normal e há alterações, especialmente quando ele não está bem ou passa por um período complicado para comer.

Marca das medidas

O peso do bebê é marcado em uma tabela percentual e a altura, em outra. Tudo que se precisa fazer é encontrar a idade de seu filho, em meses, na base da tabela, e no lado esquerdo dela o peso (kg), na metade inferior, e o comprimento (cm), na metade superior. O ponto em que a idade e o comprimento ou o peso se encontram é marcado com uma cruz. Ligando uma cruz à outra tem-se a curva de peso e a da estatura.

Expectativas

Desde que a tabela de seu filho mostre que ele está tendo um desenvolvimento constante, não há nada com que se preocupar. A maioria dos bebês tem o mesmo percentual para peso e altura e, em geral, mantém esse percentual

Tabela de vacinas

Abaixo está a lista de vacinas que seu filho deve tomar nos primeiros meses e anos de vida, embora o calendário de vacinação possa variar um pouco de Estado para Estado. Graças a programas de vacinação bem-feitos, as principais doenças infantis, como difteria e poliomielite, tornaram-se muito raras. Mas não devemos nos esquecer delas, já que todas as doenças contra as quais as crianças estão vacinadas podem ser perigosas. E se os índices de imunização diminuírem, as doenças podem voltar a atacar. Algumas vacinas como a Tríplice e a Hemophilus B estão disponíveis em formas combinadas, e o bebê tomará menos injeções. Informe-se com o pediatra.

Depois da vacina, a criança talvez fique irritada e cansada, tenha um pouco de febre, e a área da injeção pode ficar vermelha e sensível. Essas reações são normais, e o médico dirá o que tomar para aliviar os sintomas.

Vacina	Doença	Idade de imunização	Método
Hepatite B	Hepatite B	Ao nascer, um e seis meses	Injeção
BCG-id	Tuberculose	Ao nascer, dez anos	Injeção
DTP (Tríplice)	Difteria, tétano e coqueluche	Dois, quatro, seis e 15 meses, 4-6 anos	Injeção
Hib	*Haemophilus influenzae* tipo B	Dois, quatro e seis meses	Injeção
VOP ou VIP	Poliomielite	Dois, quatro, seis e 15 meses, 4-6 anos	Oral ou injeção
Pneumococo conjugada	Pneumonia	Dois, quatro, seis e 12 meses	Injeção
SCR (Tríplice viral)	Sarampo, caxumba e rubéola	12 meses e 4-6 anos	Injeção
Varicela	Catapora	12 meses	Injeção
Hepatite A	Hepatite A	12 e 18 meses	Injeção

Fonte: Sociedade Brasileira de Pediatria (SBP) - 2003

durante o primeiro ano, com pequenas flutuações. Não se preocupe com essas flutuações – os bebês podem ter períodos de crescimento rápido e, depois, diminuir por algum tempo. As tabelas são apenas referências, pois o que mais interessa é o padrão geral que a criança mantém durante meses. Apenas modificações significativas preocupam – como o peso do bebê diminuir para percentuais mais baixos ou aumentar acima da média, ou se houver muita discrepância entre altura e peso.

Histórico médico

Suas anotações sobre as doenças do bebê e tratamentos específicos serão úteis se você mudar de médico e o novo quiser conhecer o histórico médico da criança. Quando um filho está doente, a maioria das mães fica ansiosa e acha difícil confiar apenas na memória.

As anotações que você fizer devem ser mostradas ao pediatra, que se valerá de informações importantes, como os tipos de doença infantil que o bebê já teve, se ele tem tendência para determinado tipo de doença ou se já apresentou reação alérgica a algum tipo de medicamento.

Detalhes sobre as doenças

Faça anotações sobre as doenças de seu filho, com:

- a data em que a criança ficou doente;
- a data em que se recuperou;
- quais eram os sintomas;
- quando você foi ao pediatra ou o chamou em casa;
- qual foi o diagnóstico;
- que instruções o pediatra lhe deu;
- que remédios ele prescreveu e por quanto tempo;
- quais os efeitos colaterais dos remédios (se for o caso).

A dentição

O despontar dos dentinhos é emocionante. Em geral, os primeiros dentes (os de leite) surgem entre o sexto e o nono mês, embora alguns bebês tenham os primeiros dentinhos aos três meses e outros, aos 12. Alguns já nascem com um dentinho. Como uma porção de mudanças que ocorrem no bebê entre seis e 12 meses, a dentição é afetada por fatores hereditários, e para cada criança é diferente.

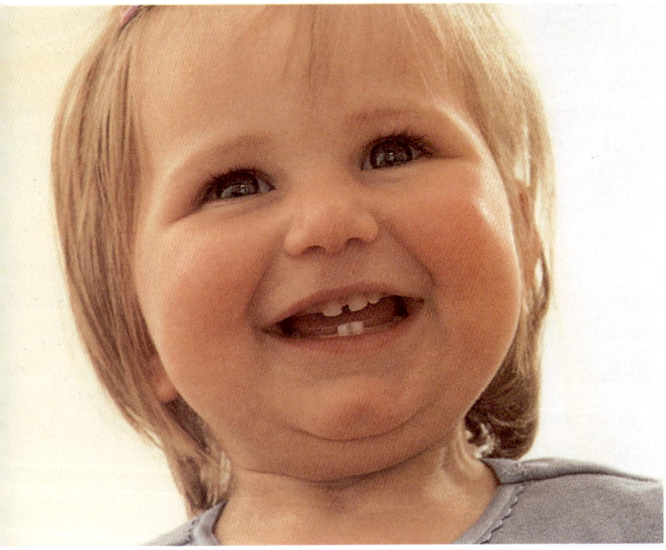

Mudanças de comportamento

Quando despontam os primeiros dentes do bebê, não se assuste se notar mudanças em seu comportamento. Talvez ele se recuse a beber na canequinha, enquanto antes adorava a independência que isso lhe proporcionava, ou insista em pedir colo o tempo todo, quando antes ficava todo feliz sentado e brincando sozinho. A dor ou o mal-estar proveniente da dentição podem afetar por uns tempos o ritmo de desenvolvimento do bebê e até provocar certa regressão em habilidades já aprendidas. Assim que se sentir como antes, seu filho vai retomar tudo de onde parou e continuará a progredir.

Como os dentes crescem

A maioria dos bebês perde aquele "sorriso de gengiva" por volta dos sete meses, quando surgem os dentes inferiores da frente, conhecidos como incisivos (para cortar) centrais inferiores. Os outros dentes costumam aparecer na seguinte ordem: os incisivos centrais superiores entre sete e oito meses, e os quatro laterais aos nove meses. Depois vêm os quatro pré-molares da frente (para amassar) entre os 10 e os 14 meses, seguidos pelos caninos (pontiagudos) e os segundos pré-molares entre os 16 e os 18 meses. Os molares só vão aparecer perto do segundo aniversário. Grande parte dos bebês tem 20 dentes de leite quando atinge dois anos e meio.

Os dentes estão nascendo?

Muitos bebês não apresentam sinais evidentes de dentição, e você pode se surpreender quando o primeiro dente despontar. No entanto, outras crianças ficam irritadiças e mal-humoradas, às vezes dois meses antes de surgir um novo dente. Talvez fique difícil saber se essa infelicidade é provocada por outra coisa, como uma doença *(veja abaixo)*. Porém, os sinais costumeiros da dentição incluem um desses itens, ou todos:

- gengivas inchadas e avermelhadas;
- excesso de saliva;
- bochecha inflamada;
- tosse leve;
- febre baixa;
- mordida em tudo o que consegue colocar na boca.

Dentição e doenças

Males como os que figuram abaixo muitas vezes são atribuídos à dentição, mas deveriam ser tratados como doenças separadas.

- **Febre alta.** Febre de 38 graus ou mais talvez seja sinal de infecção. Dê ao bebê o antitérmico recomendado pelo pediatra. Se a febre não baixar, ligue para o médico.
- **Diarréia.** Isso é sério, pois os bebês desidratam muito depressa. Dê-lhe bastante líquido e, se continuar por mais de 24 horas, procure o médico.
- **Dor de ouvido.** Se o bebê puxa a orelha, pode estar com infecção, o que provoca danos ao ouvido. A dor aumenta muito depressa. Consulte o pediatra.
- **Infecções no peito.** Tosse fraca é comum na dentição, já que o excesso de saliva produz muito muco. Se o bebê tiver também febre alta e dificuldade para respirar, pode estar com infecção respiratória. Leve-o ao pediatra.

Cuidados com os dentes

Asssim que os dentes despontarem, comece a limpá-los duas vezes por dia com escova macia e ponha um pouco de pasta sem flúor quando o bebê souber cuspir. Se ele não quiser abrir a boca para a escova, lave as mãos e use o indicador. Ensine seu filho a cuspir a pasta, para não a engolir. Não ofereça docinhos, balas e bebidas doces entre as refeições, e não lhe dê suco de frutas ou bebidas com mel antes de dormir.

Alívio para o bebê

Se o bebê ficar irritado, precisa ter algum alívio. Primeiro, verifique se não há outro motivo, como uma doença *(veja ao lado)*. Se não, essas sugestões vão ajudar:

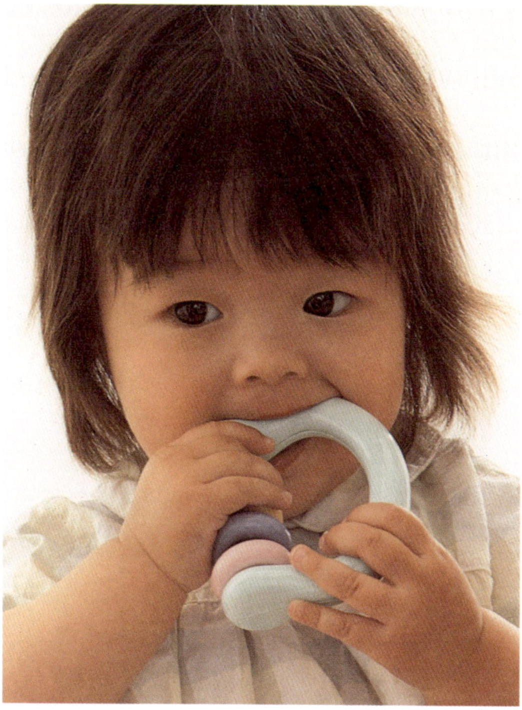

★ Dê-lhe algo frio para morder – argolas ou um brinquedo limpo, próprio para a idade, como chocalho, ou um alimento congelado. Mas nunca deixe a criança sozinha com alimentos, pois ela pode sufocar.

★ Faça massagem na gengiva: pressione a gengiva com os dedos limpos, para aliviar o mal-estar.

★ Aplique algum gel. O pediatra pode indicar um gel que contenha um fraco anestésico local, que poderá aliviar a dor temporariamente, embora ele logo seja lavado pela saliva.

★ Ofereça bastante líquido, principalmente se o bebê estiver salivando muito e precisar repor os fluidos. Experimente sucos diluídos.

★ Dê-lhe o analgésico recomendado pelo médico se a temperatura chegar aos 38 graus ou passar disso.

Alimentação saudável

Nos próximos meses, assim que seu bebê aprender a se sentar direito, segurar uma colher e descobrir como se alimentar, ele participará ativamente das refeições em família. E vai adorar quando todos comerem juntos. A hora de comer ficará mais fácil para você, pois ele começará a gostar dos mesmos alimentos que os outros.

Agora, quando cresce a variedade de alimentos que se pode dar ao bebê, é um ótimo momento para estabelecer padrões saudáveis de alimentação, que irão beneficiá-lo para o resto da vida. Peça a opinião do pediatra para saber o que é mais saudável e recomendado.

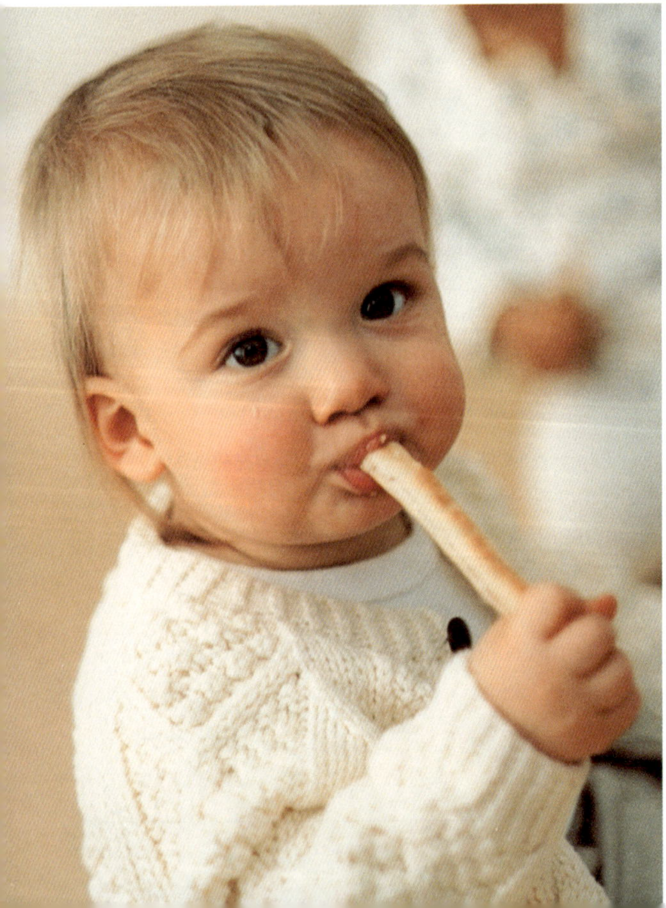

Alimentação e crescimento sadio

Na segunda metade do primeiro ano de vida, o bebê deve consumir de duas a três refeições por dia, além do leite do peito, que ainda constitui sua principal dieta. Pode experimentar a maioria das comidas da casa, sem exageros de sal ou açúcar. Introduza um alimento de cada vez para ver se não provoca alergia.

Depois que a criança já está comendo sólidos por uns dois meses, passe dos purês para os alimentos amassados ou picados, com mais textura. Com 9 ou 10 meses, ela vai gostar das comidas da família, como frango ensopado ou macarrão com queijo, sem muito sal. Se não for possível fazer três refeições por dia, então comer pouco e mais vezes pode ser a melhor solução.

Alimentação saudável para a vida toda

Uma das melhores maneiras de ajudar seu filho a crescer saudável - e permanecer assim - é incentivá-lo a desenvolver hábitos alimentares saudáveis.

A DIETA CORRETA
O segredo para comer bem nessa idade é fazer com que o bebê consuma alimentos bem variados – crus e cozidos – de cada um dos quatro principais grupos alimentares (veja quadro na página ao lado), *e lanches nutritivos para manter alto seu nível de energia.*

Alimentação correta

Seu bebê deve receber pelo menos uma porção diária de peixe, carne, ovo, lentilha ou feijão, que são as melhores fontes de proteínas e ferro. Ofereça a seu filho alimentos de cada um dos quatro principais grupos, todos os dias.

★ **Laticínios** – como queijo, iogurte ou requeijão. Até os 12 meses, o bebê ainda vai precisar de 500 a 600 ml de leite materno por dia. Embora não deva tomar leite de vaca puro até completar um ano, você pode começar a adicioná-lo em pequenas quantidades em preparados, como purê de batata.

★ **Carboidratos** – a exemplo de batata, pão, arroz, macarrão e cereais matinais. Alimentos com glúten podem ser introduzidos.

★ **Frutas, verduras e legumes** – bem picados ou amassados. Aumente a variedade.

★ **Carnes e outros alimentos proteicos** – para começar, ofereça um pouco de carne de vaca raspada com faca ou de frango bem picadinho. O bebê também vai gostar de uma colherada de lentilha ou feijão bem esmagados. Quanto aos ovos, no início dê apenas a gema, que não costuma provocar alergia; depois, ovos cozidos e amassados ou omelete bem picada. Muitos nutricionistas recomendam que se dê a clara cozida só depois que o bebê tiver um ano.

- **Ofereça variedade na forma de sabores, cores e texturas diferentes.** Isso o fará se interessar pela comida; até os bebês pequenos se cansam de repetição. Não se preocupe se ele desiste de algo novo: o gosto dos bebês é inconstante e talvez ele experimente de novo amanhã.
- **Elogie quando ele comer bem.** Se quiser que seu filho goste de comidas naturais e saudáveis, ofereça-lhe bastante variedade e elogie-o muito quando ele as comer.
- **Evite guloseimas doces.** O açúcar, que diminui o apetite e estraga os dentes, deve ser evitado no primeiro ano do bebê. Se ele se acostumar, agora, com a idéia de que as comidas doces são uma guloseima especial, vai pensar que isso é uma coisa boa – estudos mostram que os bebês que ingerem açúcar desde cedo gostam mais de doces do que os que não recebem açúcar.
- **Ofereça lanchinhos saudáveis.** Perto de um ano, os bebês gastam muita energia e, quando começam a se movimentar, vivem com fome. Reforce as energias de seu filho com lanches nutritivos, a exemplo de pedacinhos de frutas (frescas ou secas), iogurte natural, barrinhas de cereais ou biscoitos vitaminados.
- **Evite fast-food.** Leve lanches saudáveis quando tiver de sair com seu filho, para não precisar consumir fast-food. Batata frita, hambúrguer, cachorro-quente e refrigerante têm muita gordura, sal e açúcar, além de conter diversos aditivos, que devem ser evitados.

O que evitar

Nessa idade, há determinados alimentos que ainda são impróprios para seu filho.

- **Sal, açúcar e mel.** Experimente adoçar as sobremesas com banana amassada.
- **Sucos de frutas adoçados e bebidas dietéticas.** Como alternativa para o leite ou a água, dê suco de fruta natural, diluído em água (não mais que 120 ml por dia).
- **Alimentos com alto risco de contaminação.** Exemplos: queijos maturados com fungos (tipo gorgonzola ou roquefort) e ovos quentes.
- **Sementes.** Evite todos os tipos de semente, como nozes, e produtos que contenham amendoim, pois a criança pode engasgar ou aspirar. Esses alimentos também podem causar alergia.
- **Alimentos magros e os com muita fibra.** Os bebês precisam de mais calorias e menos massa para retirar a energia de que precisam para crescer.
- **Alimentos com perigo de engasgamento.** Exemplos: uvas, nozes, pipoca, pedaços grandes de frutas ou cenoura crua, ervilhas e feijões inteiros, mandioca. Até carnes são perigosas, se não estiverem bem picadinhas.

Aprender a comer

Por volta dos seis ou sete meses de idade, no quadro de desenvolvimento do bebê, as refeições se transformam em algo bem diferente. Agora que ele se senta sem ajuda, precisará de um cadeirão. E vai adorar ver você preparar a comida, mas, se a fome for muita, procure distraí-lo com alguns brinquedos até o prato ficar pronto.

A mastigação

Aos poucos, vá introduzindo comida em pedaços, o que incentivará a habilidade de seu filho para mastigar, mas não pense que ele vai devorar um bife só porque já tem um dentinho. Ele ainda usa as gengivas para mastigar e vai precisar de comida ligeiramente amassada até completar um ano – embora alimentos macios como pão de forma ou macarrão possam ficar inteiros.

Alguns bebês não reagem muito bem quando se faz a mudança de papinhas para comida em pedaços, e podem até cuspir a colherada. Não force. Aprender a mastigar é um exercício difícil, porque o bebê sabia apenas sugar. Assim que a criança conseguir segurar o alimento, ofereça-lhe algo para comer com as mãos *(veja na página lado)*, para treinar a mastigação e explorar texturas.

Para comer com as mãos

Aos sete meses, é provável que seu filho vá gostar muito de comer com as mãos. Sua coordenação para levar as

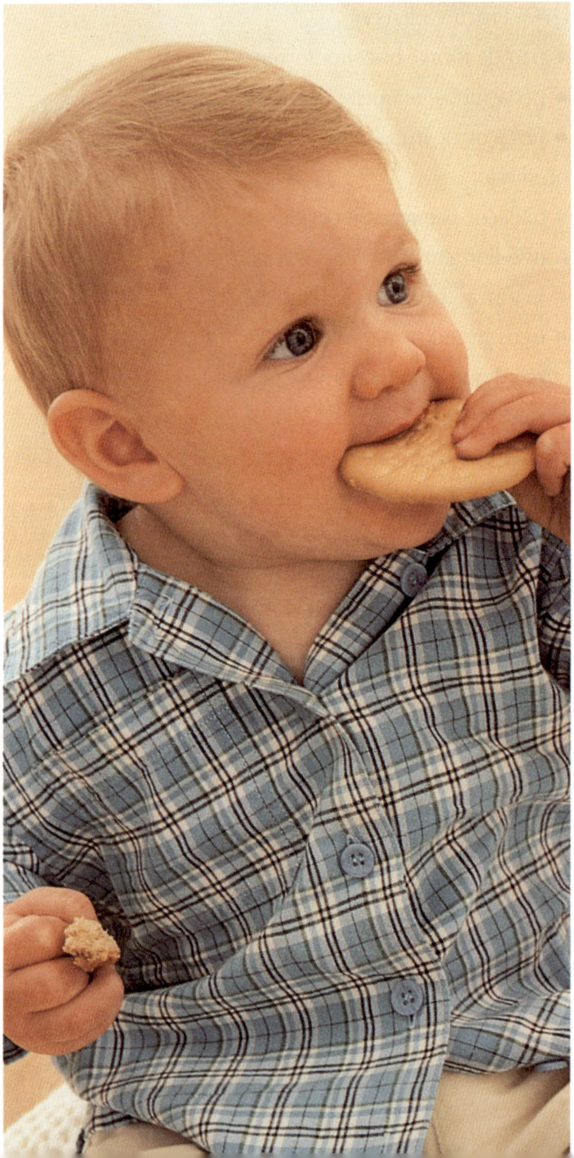

MASTIGAR REQUER PRÁTICA
Aprender a mastigar é importante porque amplia o cardápio do seu filho e, além disso, o ajuda a treinar os movimentos da boca e da língua, preparando-o para aprender a falar.

coisas à boca melhorou a ponto de conseguir pegar um pedaço de alimento e comer, ainda que se lambuzando todo. Com a mão fechada, ele segura a comida e tenta encaixar na boca o último pedaço com a palma da outra mão. Aos nove meses, já controla o polegar e o indicador e, com essa pinça, consegue pegar alimentos pequenos. Os alimentos devem ser macios para que possam ser mastigados com as gengivas ou dissolvidos sem mastigar. Corte sempre pedaços nem muito grandes nem pequenos, e não dê vários ao mesmo tempo, senão o bebê vai tentar enfiar todos na boca ou jogará tudo no chão. Procure oferecer:

- pão de fôrma, biscoito, torrada;
- pedacinhos de queijo duro;
- pedaços de frutas macias, como banana, manga ou melão;
- pedaços pequenos e cozidos de cenoura, brócolis, couve-flor (corte os talos) e batata-doce;
- macarrão bem cozido (corte, se for preciso);
- ovos mexidos.

Assim que despontarem os pré-molares da frente - do décimo mês em diante -, você pode oferecer alimentos mais duros e firmes, como pedaços de maçã e de frango. E fique sempre por perto quando o bebê estiver comendo, para o caso de ele engasgar.

Tentativa de comer sozinho

Ainda bem pequenos, os bebês adoram tentar comer de colher, sozinhos. Até uns nove meses, é provável que seu filho vire a colher antes que ela chegue à boca, por isso convém lembrar dos seguintes pontos:

- Comer sozinho é um passo importante e incentiva a autoconfiança e a independência do bebê.
- Isso requer muito treino, sendo importante ignorar a bagunça. Em vez de se sentir tentado a assumir o controle da situação, ponha um forro sob o cadeirão para o que cair no chão, e lembre-se: essa fase passa.

Como usar o copo para alimentar seu filho

Desde muito pequenos, os bebês podem receber leite materno por meio de um copo, principalmente bebês prematuros, internados numa Unidade de Terapia Intensiva Neonatal, facilitando, dessa forma, a manutenção do padrão de sucção no seio da mãe.

Quando a mãe precisa se ausentar temporariamente, por voltar ao trabalho ou por lazer, deve tirar o leite das mamas e armazená-lo adequadamente, para que possa ser oferecido ao bebê num copo de borda larga, numa xícara ou por meio de uma colher.

Após o sexto mês de vida, com a introdução de outros alimentos, você também pode oferecer ao bebê sucos diluídos em água, sempre num copo aberto, isto é, sem bico. Agindo dessa maneira e mantendo as mamadas ao seio até os dois anos, você estará garantindo a seu filho o fortalecimento da musculatura facial, o crescimento de dentes saudáveis e bem posicionados e um adequado desenvolvimento da fala, mastigação e respiração.

- Faça com que seu filho coma o suficiente, dando-lhe eventuais colheradas (com outra colher) entre as que ele mesmo tenta pôr na boca. Mais tarde, você só precisará ajudar a encher a colher dele.

O que fazer quando o bebê não quer comer

Haverá momentos em que seu filho rejeitará a comida. Pode ser que não esteja com fome, que sinta dores da dentição ou que haja algo desviando sua atenção. Nunca force seu bebê a comer, e evite transformar o horário das refeições num duelo. Ele talvez brinque com a comida, o que é normal. E se não quiser mais, retire o prato e tente mais tarde. Mas converse com o pediatra, se estiver preocupado com a alimentação da criança.

O sono

O sono, ou a falta dele, é uma questão importantíssima para os pais. E é vital para o bebê, para que possa crescer e se desenvolver adequadamente - durante o sono os hormônios do crescimento são liberados e as células novas crescem mais depressa. A insuficiência de sono pode tornar o bebê irritadiço, difícil e, às vezes, menos reativo.

Aos seis meses, seu bebê deveria ser capaz de dormir a noite toda. Se ele não consegue, há alguns conselhos que você poderá seguir para que ambos tenham uma boa noite. Mas isso não significa que isso vá acontecer sempre sem nenhum problema: quando ele sente medo da separação (*págs 8-9*), por exemplo, talvez volte a acordar e chame você para consolá-lo.

De quanto sono ele precisa?

Enquanto os recém-nascidos costumam dormir 18 horas por dia, ao completar seis meses o bebê precisa de 12 a 14 horas diárias de sono, incluindo cerca de duas sonecas de uma ou duas horas. Contudo, esse horário pode não durar muito. Em poucos meses, seu filho pode abolir uma das sonecas - em geral, o cochilo da manhã -, e alguns bebês abrem mão das duas dormidinhas e ficam acordados o dia todo.

As sonecas diurnas são importantes?

As sonecas de dia dão a você um pouco de tempo livre, coisa necessária e bem-vinda. E quanto mais descansado estiver o seu bebê, mais feliz ele estará durante o dia e mais fácil será ele sossegar à noite. No entanto, alguns bebês são mais insones por natureza. Se seu filho parece contente sem sonecas regulares de manhã e à tarde, é possível que tenha conseguido um equilíbrio que funciona bem para ele.

Mas se está cansado e irritado e resiste às sonecas diurnas, pode ser que ache muito interessante tudo o que ocorre à sua volta e não queira perder tempo. Quando chega a hora do cochilo, procure não estimulá-lo. Deixe-o calmo e relaxado, e tente não colocar a criança para

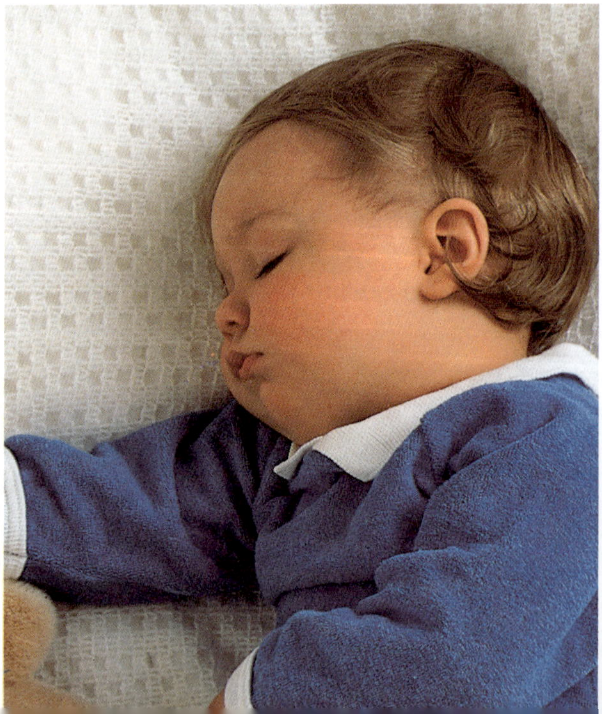

TREINAMENTO PARA DORMIR
Incentivar seu filho a pegar no sono sozinho, deitado no berço, vai ajudá-lo a ter uma boa rotina de sono.

dormir a não ser que esteja bem sonolenta. Escureça o quarto e veja se há algo que possa despertá-la. Mas, se o bebê ainda resistir, é provável que fique mal-humorado pelo resto do dia. Experimente fazer uma massagem utilizando óleo próprio para bebê ou dê um banho relaxante e coloque-o no berço ainda acordado para que adormeça sozinho.

Quando ele dormirá a noite toda?

Os pais de primeira viagem não vêem a hora que chegue esse momento. Há casos de recém-nascidos que dão aos pais noites sossegadas, depois de seis ou oito semanas de vida. Contudo, a maioria não dorme mais de cinco horas seguidas até os três meses de idade. Mas, ao completar seis meses - quando não mais precisam da mamada noturna *(veja quadro)* -, os bebês podem dormir a noite inteira, por um período de 11 ou 12 horas.

No entanto, mesmo que seu filho esteja apto fisicamente para dormir a noite toda, talvez isso seja difícil. Pode ser que esteja doente, os dentes estejam nascendo ou sinta medo da separação. E, muitas vezes, os bebês acordam à noite apenas devido a seu padrão de sono. Durante uma noite normal, seu filho vai alternar períodos de sono profundo com os de sono leve. Nesse sono leve - que pode ocorrer cinco ou seis vezes por noite -, é comum a criança acordar e abrir os olhos, e até chorar, se não conseguir ver ou sentir sua presença.

Para voltar a dormir

Os bebês que precisam ser afagados, acariciados e embalados para adormecer vão achar muito difícil sossegar sozinhos se despertarem durante esses períodos de sono leve. Porém, se você estabeleceu para seu bebê uma boa rotina para a hora de dormir *(veja nas páginas seguintes)*, e ele está acostumado a se acomodar sozinho, logo cairá no sono profundo novamente

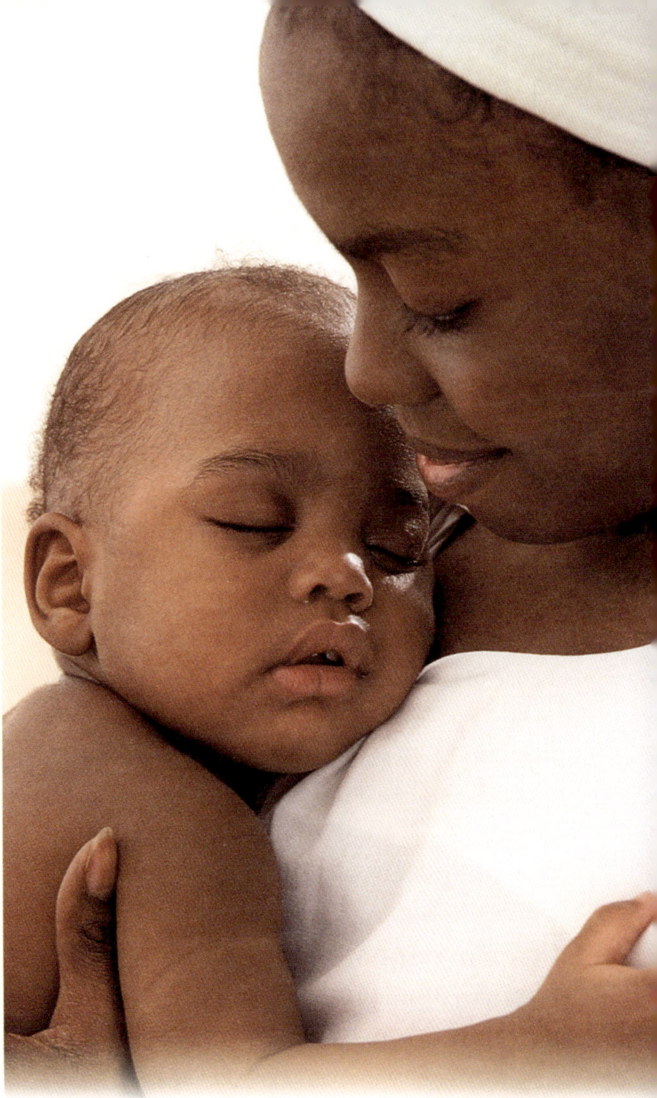

Mamadas noturnas

Com seis meses de idade, seu filho deve ser capaz de dormir a noite toda, se estiver bem, e seguir uma boa rotina. Se ele ainda acorda e pede para ser alimentado, deve ser mais pelo hábito ou para se sentir seguro do que pela fome, principalmente se começou o desmame recentemente. Nessa idade, não há motivo físico para alimentar o bebê durante a noite.

As crianças que mamam no peito, porém, acham difícil abrir mão do embalo à noite, principalmente se a mãe se ausentou durante o dia. Nesses casos, o bebê vai precisar da sua atenção à noite.

Hora de dormir

Você evitará muitos problemas de sono se ajudar seu bebê a desenvolver bons hábitos para dormir. Mesmo que tenha sido difícil fazê-lo entrar numa rotina quando era menor, seis meses não é tarde demais para começar. Embora doenças ou mudanças de ambiente possam deixá-lo inquieto, assim que sarar ou voltar para casa seu filho logo vai retomar a rotina.

Há diversos métodos que você pode experimentar para ajudar seu filho a pegar no sono e para ele aprender a dormir a noite toda sem precisar de sua atenção.

Siga um horário de dormir

O primeiro passo para ajudar seu filho a dormir bem à noite é garantir que tenha sempre o mesmo horário de dormir. Por volta de seis meses, ele tem uma compreensão maior do mundo, e começa a reconhecer seus rituais diários. Se você segue os mesmos hábitos todas as noites, o bebê logo saberá o que esperar e vai entender que a noite é para dormir, não para brincar. Muitos pais começam a rotina do horário de dormir com um banho quente relaxante, seguido de uma historinha, finalizando com a escovação dos dentes e... cama. O segredo é fazer o bebê relaxar, por isso evite atividades que o excitem.

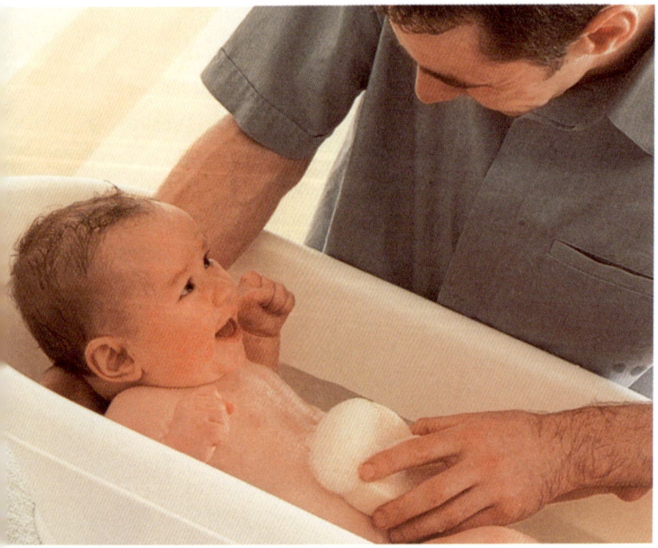

Deixe-o acariciar algo que o conforte

Agora que seu filho já se vira sem ajuda, você pode colocá-lo para dormir com um cobertorzinho, um lençol ou um brinquedo macio (e absolutamente seguro) que lhe seja confortante – tenha o cuidado de verificar se esses itens não podem sufocá-lo. Se o bichinho preferido estiver na cama, esperando por ele todas as noites, logo associará o brinquedo ao sono. Depois, se acordar de madrugada, a presença confortante do brinquedo o ajudará a adormecer de novo. Procure acariciar o bichinho para que ele fique com seu cheiro, de modo que o bebê sinta sua presença à noite.

LIGAÇÃO COM O BANHO
A hora do banho é uma oportunidade importante para a mamãe e o papai passarem um momento de intimidade com o bebê, acalmando-o para o momento de dormir.

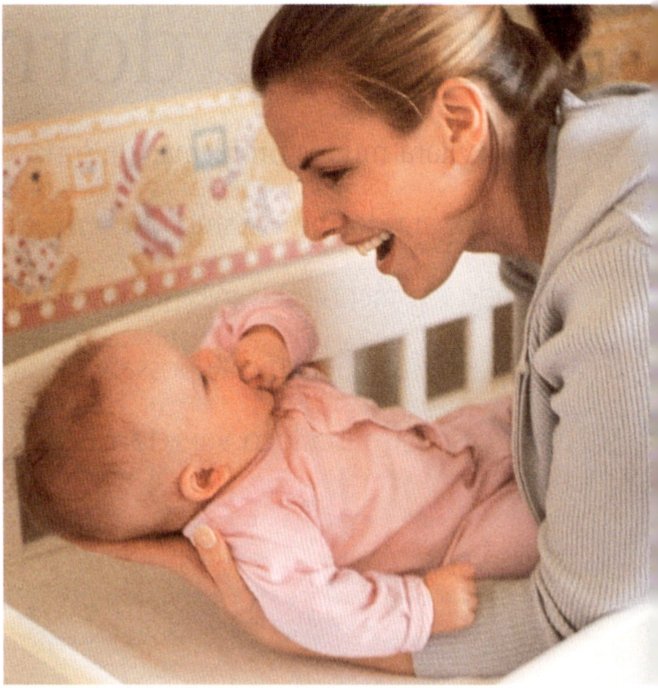

Dê boa-noite com o bebê acordado

Embalar, acariciar ou alimentar o bebê são as principais causas de problemas com o sono. Embora seja tentador fazer o bebê dormir no seu colo, isso não o ajudará a tornar a adormecer sozinho, quando acordar à noite. Para criar um bom padrão de sono, você deve colocar seu filho na cama quando ele estiver calmo, mas acordado, dando-lhe um beijo de boa-noite e saindo.

Deixe-o chorar um pouco

A maioria dos bebês, ainda mais os acostumados a adormecer no colo, tem problema para dormir desse jeito, no início. Se seu filho chorar quando você sair do quarto, não volte imediatamente. Ele precisa ter a oportunidade de chorar, parar e, depois, ficar deitado até o sono chegar. Quando o choro for muito desesperado, volte, beije-o e diga-lhe que está tudo bem e, em seguida, saia de novo. Talvez você tenha de repetir isso durante algumas horas, até que, por fim, ele adormeça. Vale a pena persistir agora. Até a sétima noite, os bebês, em sua maioria, perceberão que ficam bem sem os pais e descobrem que podem adormecer sozinhos.

Se ele acordar à noite...

Talvez fique muito difícil manter a calma se seu filho acordar à noite. Às vezes, embalá-lo ou alimentá-lo para que volte a dormir parece a opção mais rápida e fácil, mas isso adiará a solução do problema. Em vez disso, siga a mesma técnica anterior: vá até ele, verifique se está seguro, beije-o e tranqüilize-o, dizendo que está bem, e saia do quarto novamente. Aos seis meses, seu filho deveria estar bastante seguro de seu amor para aceitar ficar sozinho. Embora, no início, você ache tudo isso muito cansativo, emocional e fisicamente, lembre-se de que vale a pena persistir. A maioria dos bebês não leva mais que algumas noites para acabar com o hábito do despertar noturno.

Em quarto separado

Os pais costumam colocar o bebê para dormir no mesmo quarto que eles - uma prática comum no mundo todo -, e alguns especialistas concordam que se trata de uma boa idéia.

Assim que o bebê entrar na segunda metade de seu primeiro ano de vida, ou até antes, ele deve mudar para seu próprio quarto. Nessa idade, os bebês podem despertar com facilidade, e talvez acordem quando você se deita, tussa ou se vire durante a noite. Se isso acontecer, pode ser que ele permaneça acordado sem voltar a pegar no sono, algo que não conseguiria fazer quando era mais novo.

Quando achar que está na hora de seu filho dormir em outro quarto, escolha um momento em que ele não esteja enfrentando outras mudanças, como acostumar-se a uma nova babá. Além disso, se ele estiver sentindo medo da separação (*págs 8-9*), seria bom mantê-lo no seu quarto até que esteja bem.

Comunicação

Desde que nasce, seu filho se comunica com você. No início, é apenas pelo choro, depois com sorrisos e, dos seis meses em diante, ele começa a usar uma série de sinais e gestos. Passam-se muitos meses até que o bebê possa articular de fato as primeiras palavras, mas isso não o impede de se expressar.

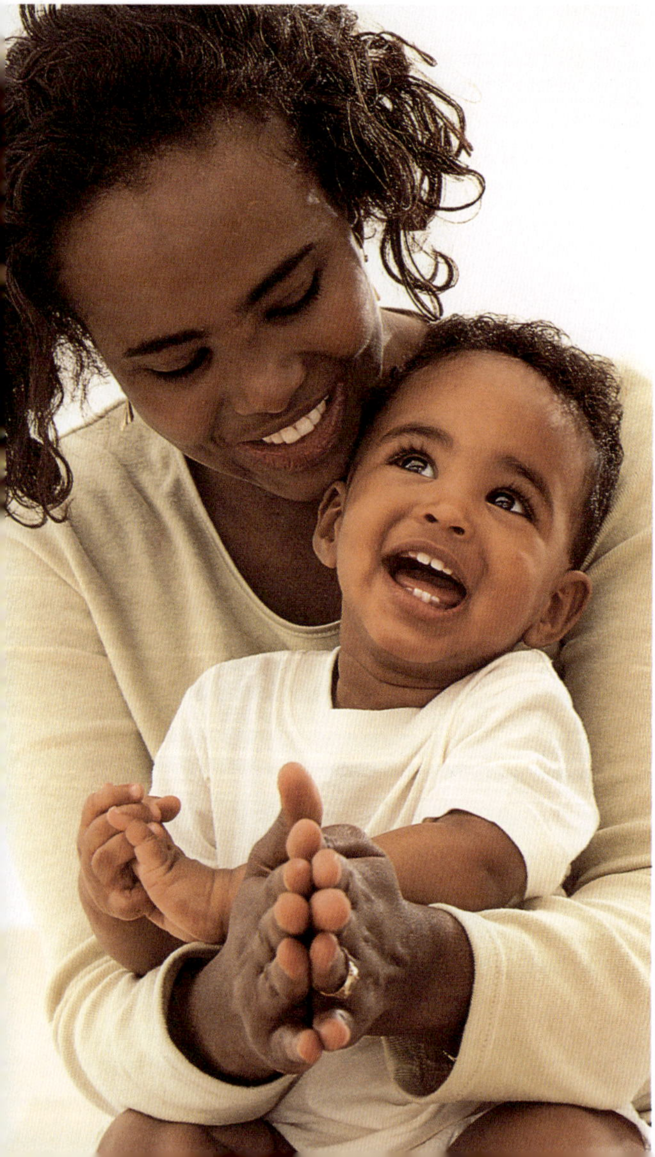

Seu bebê não precisa saber falar para compreender o que se diz para ele. Na realidade, a compreensão que ele tem da linguagem se desenvolve naturalmente mais depressa do que sua capacidade de utilizá-la.

Primeiro, a compreensão

Os bebês aprendem a falar em ritmos tão diferentes que sua linguagem receptiva - o tanto que compreendem do que se diz a eles - é um sinal muito melhor do progresso que estão fazendo de fato.

Observe que, primeiro, seu filho se vira para você quando escuta o nome dele. Depois, por volta dos nove meses, por exemplo, repare que ele começa a reconhecer palavras que designam pessoas ou objetos, como "copo" ou "ursinho". Ele ri no momento certo, quando você canta determinadas músicas, olha para o copo dele quando você pergunta onde ele está, e obedece comandos simples, como "dá um beijinho".

Algumas crianças dizem a primeira palavra (em geral, reconhecível apenas pela família) antes do primeiro aniversário, mas muitas não emitem nada compreensível

PREPARAÇÃO PARA A FALA
No final do primeiro ano de vida, seu bebê está pronto para falar – e quanto mais você responder para ele, seja lá o que ele falar, mais estará estimulando o desejo que tem de se comunicar.

até os 13 meses. Certos bebês se fazem compreender por sinais e gestos até os dois anos. Desde que seu filho entenda o que você diz, a probabilidade é que a fala dele se desenvolva normalmente.

Uso de sinais e gestos

Enquanto aumenta a compreensão da linguagem, também cresce a capacidade do bebê de se expressar por sinais e gestos - outra importante etapa do desenvolvimento da linguagem. Ele adora se comunicar com você e é muito criativo para encontrar meios para lhe mostrar o que deseja. Por exemplo:

- Por volta dos sete meses, seu filho consegue abrir e fechar a mão, quando quer algo, e sacode a cabeça ou empurra você, se estiver fazendo alguma coisa que ele não queira. Observe o rosto dele: suas expressões demonstram se está chateado, feliz ou assustado.
- Com nove meses, ele aponta para o que deseja, dá tchau para você, e levanta os braços mostrando que quer que o pegue no colo.
- Com dez meses, é capaz de compreender perguntas simples, como "Quer beber alguma coisa?", e responde com sinais de cabeça para "sim" ou para "não".

Embora esses sinais e gestos sejam quebra-galhos, até o bebê aprender a falar, é importante decifrá-los e testá-los, mostrando que você os compreende. Ao ver que você reage corretamente, a confiança que ele tem em você aumenta e o desejo que tem de se comunicar é estimulado.

Dos primeiros sons às primeiras palavras

Como em outras conquistas, os bebês desenvolvem a capacidade de falar em ritmos diferentes, mas quase sempre o processo segue a mesma ordem:

- Balbuciar é um dos primeiros passos importantes, e costuma ter início aos seis meses, quando os bebês adquirem o controle da língua, dos lábios e do palato

A importância de escutar

A capacidade de escutar com atenção é fundamental para o desenvolvimento da fala do bebê, pois isso incentiva a imitação que, por sua vez, estimula as habilidades para falar. Veja algumas dicas para perceber se a audição dele está perfeita:

★ Com seis ou sete meses, ele balbucia, tenta imitar sons e se vira para ouvir sua voz em qualquer lugar.

★ Aos nove meses, ele escuta com atenção os sons familiares, como o latido do cachorro ou a campainha.

★ Por volta de um ano, ele reage quando você diz "não" ou "tchau".

A perda parcial da audição, provocada, por exemplo, por constantes infecções no ouvido, pode interferir no desenvolvimento da fala. Se estiver preocupado com a audição de seu filho, converse com o pediatra, que vai monitorar os reflexos dele e sua capacidade auditiva.

Seu filho vai descobrir as consoantes primeiro, e fará sons como "bá" ou "dá".

- Depois que conseguir controlar melhor esses sons, ele se divertirá muito repetindo-os sem parar: "ba-ba-bá" ou "da-da-dá".
- Com oito meses, o bebê produzirá consoantes duplas que soam como palavras de verdade, como "ma-ma" ou "pa-pa" (para o delírio dos pais).
- Entre 10 e 12 meses, vai juntar alguns sons e usar a entonação de tal modo que parecerá uma fala real.

Por fim, as experiências de seu bebê com os sons o ajudarão a proferir as primeiras palavras, em geral perto de seu primeiro aniversário. Mas não se surpreenda se ele só for compreendido por você e outros membros próximos da família, acostumados às circunstâncias da vida dele e às palavras ligadas a elas. Quase sempre não são palavras inteiras, mas se você reconhece o que seu filho quer e repete a palavra certa, ele acabará por pronunciá-la corretamente.

As primeiras palavras

É maravilhoso ouvir os balbucios do bebê se transformarem em palavras - enorme conquista dele. Falar o ajudará a descobrir o mundo à sua volta, além de torná-lo mais próximo de você. Conforme o aprendizado se sedimenta - os bebês são comunicadores e imitadores por natureza -, você desempenha papel fundamental. Com sua ajuda, o bebê descobre que falar é importante e, também, divertido.

O que esperar?

Dos seis meses em diante, o bebê começa a fazer uma série incrível de sons e seus murmúrios passam a se parecer cada vez mais com o tom e a fala dos adultos.

No final do primeiro ano, alguns bebês talvez estejam dizendo as primeiras "palavras", como "fo" (flor) ou "bissim" (bichinho). No entanto, a maioria das crianças não domina a expressão de todas as consoantes até os três ou quatro anos, e algumas até mais tarde.

Não se surpreenda se, após um início promissor, seu filho não aprender nenhuma palavra nova por certo tempo. Pode levar mais de três ou quatro meses após a emissão das primeiras palavras para o bebê conhecer outras. Isso acontece se, ao mesmo tempo que aprende a falar, seu filho tenta dominar outras habilidades, como andar.

Ritmos diferentes de desenvolvimento

Se o bebê tiver irmãos ou irmãs mais velhos, você pode achar que ele está aprendendo a falar mais tarde que os outros. Os primeiros filhos costumam se sair melhor, pois ganham muita atenção individual: a mãe e o pai têm mais tempo para estimulá-los e escutá-los. E apesar de o segundo ou o terceiro filho ouvirem muita conversa a seu redor, talvez quase não tenham chances de treinar sua própria fala - principalmente se os irmãos tentarem traduzir o que ele diz. Por isso é importante reservar um tempinho só para seu bebê.

Maneiras de ajudar

Toda vez que você conversa com o bebê, ele se enche de informações novas sobre o palavreado, e se você falar de um modo que fique mais fácil para ele escutar e aprender, então vocês estarão aproveitando ao máximo esses momentos juntos.

- **Converse.** Seja o que for que estiver fazendo com o bebê, uma das melhores maneiras de aperfeiçoar a fala dele é conversar sobre essa atividade. Seja preparando sua comida, seja trocando a fralda, descreva e mostre a ele o que está fazendo.
- **Dê-lhe a oportunidade de responder.** A conversa é um processo de mão dupla, e seu filho vai adorar a vez de falar com você. Assim, lembre-se de pausar e esperar pela "réplica" dele, quando estiverem conversando.
- **Não complique.** Use sentenças curtas e simples, e procure não falar muito depressa. Seu filho precisa de tempo para entender o que diz e vai perder uma parte se você falar depressa.

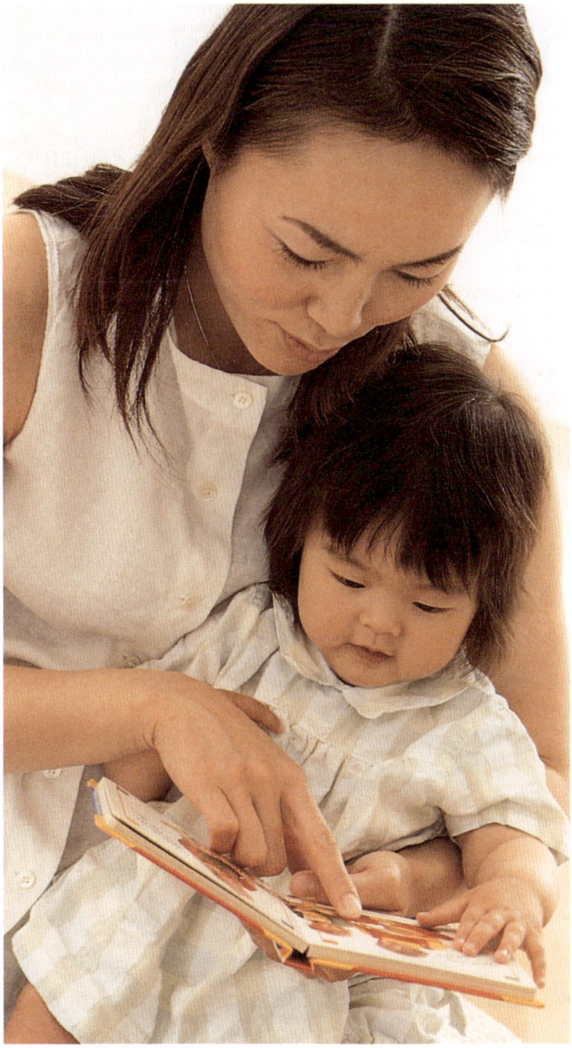

• **Use muitas expressões.** Isso aumentará o interesse do bebê, ainda mais se você exagerar na expressão para ser engraçado e usar humor.

• **Seja consistente.** Procure usar as mesmas palavras para os mesmos objetos - se usar "copo" num dia e "caneca" no outro, só vai confundi-lo.

• **Ajude-o a ouvir.** Seu filho aprende a escutar melhor se nada desviar a atenção dele - elimine ruídos de fundo.

• **Acompanhe o que ele quer.** Quando vir o bebê olhando ou apontando algo com interesse, diga lhe o que é aquilo. Nessa idade, a criança fica fascinada com objetos do dia-a-dia, como panelas ou máquina de lavar.

• **Repita corretamente.** Se seu filho começar a emitir sons como "aga" para água ou "nana" para banana, aumente a autoconfiança dele usando a palavra correta: "Você quer água?" ou "Aqui está a sua banana", mostrando-lhe que você sabe o que ele disse. O bebê vai acabar aprendendo a falar a palavra corretamente.

• **Brinque junto.** Cantigas de roda, esconde-esconde, bater palmas são diversões para a criança - ela também vai adorar a expectativa do que vem em seguida, e a repetição a ajudará a aprender palavras muito ouvidas.

Os primeiros livros

Seu filho pode ser muito pequeno para se concentrar em historinhas, mas olhar livros com ele ajudará suas habilidades de comunicação. Procure achar um tempinho todos os dias para se sentar e ler calmamente com ele. Aponte as figuras para incentivar o bebê a olhar também. Use muitas exclamações para prender a atenção dele.

A escolha de livros

Ao adquirir livros, procure:

★ exemplares de cartão resistente que sobrevivam à mastigação, às jogadas e aos rasgos; os de plástico são bons para a hora do banho;

★ ilustrações ou fotos grandes, coloridas e bonitas;

★ figuras de animais e de objetos reconhecíveis e realistas;

★ histórias que ajudem o bebê a fazer os ruídos dos animais;

★ rimas simples ou livros com uma palavra por página;

★ livros de atividades, como "tocar e sentir", que ajudem seu filho a conhecer texturas, ou livros que estimulem brincadeiras como o esconde-esconde.

Segurança

Conforme seu bebê vai se tornando mais ativo, você terá de ficar cada vez mais atento à segurança dele. Por exemplo: quando ele conseguir se virar, correrá o risco de cair do trocador. Depois, ao começar a se locomover, chegará a lugares perigosos, poderá abrir armários proibidos e até mexer em coisas que lhe façam mal.

Os bebês apresentam a tendência natural de explorar tudo que os cerca, mas não têm idéia dos possíveis perigos do ambiente. E, apesar de seu filho começar a reconhecer a palavra "não" nessa idade, não se pode confiar que ele vá se lembrar do que pode ou não fazer.

Seu filho precisa de espaço e de sensação de liberdade para se desenvolver. Por isso, a superproteção para evitar acidentes não é uma boa opção. Em vez disso:

- ofereça um ambiente seguro para ele explorar;
- fique atento para problemas potenciais a fim de prevenir acidentes;

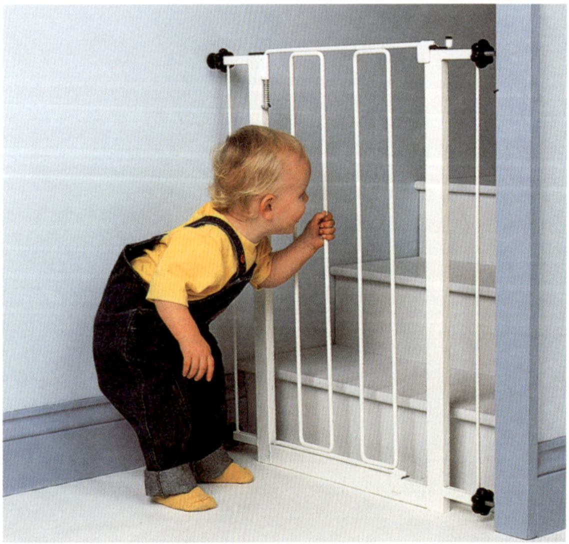

- supervisione-o o tempo todo; os bebês nunca devem ficar sozinhos, a menos que estejam dormindo no berço ou seguros no cercado;
- sente-se no chão para brincar com seu filho - isso lhe dará a oportunidade de ver o que é ou não seguro.

Pela casa

- instale portõezinhos, quando o bebê engatinhar;
- prenda as portas, evitando dedinhos esmagados;
- evite o uso de andadores - o bebê pode tombar;
- instale redes em janelas e terraços;
- nunca deixe a criança no cadeirão sem o cinto de segurança;
- afaste das janelas móveis em que ele consiga subir;
- instale protetores nos cantos de mesas e de outros móveis baixos;
- veja se não há algum móvel que seu filho consiga virar sobre si mesmo;
- verifique balaústres e grades em escadas ou balcões, para ver se ele pode atravessar ou passar por baixo;
- sempre observe o chão para ver se não há objetos perigosos, como botões, pilhas, moedas ou alfinetes;
- guarde fósforos e isqueiros longe do alcance da criança;
- proteja as tomadas elétricas com um móvel pesado ou com capinhas de segurança;
- instale detetores de fumaça e verifique as baterias.

Higiene

★ substitua ou lave bem brinquedos ou copos que o bebê deixar cair na rua;

★ não deixe o bebê comer algo que caiu no banheiro, numa poça ou em outra superfície úmida ou molhada;

★ não permita que ele coma algo que mordeu e deixou de lado por mais de uma hora;

★ mantenha a lata de lixo e a comida dos animais longe do alcance do bebê.

Na cozinha

- guarde objetos cortantes fora do alcance da criança;
- nunca deixe bebidas quentes sobre a mesa ou no chão, e não use toalha de mesa – seu filho poderá puxá-la e todos os objetos cairão sobre ele;
- nunca segure uma bebida quente se estiver com o bebê no colo, e observe onde ele está, se você estiver andando com uma bebida quente nas mãos;
- sempre supervisione seu filho quando ele estiver comendo ou bebendo, para prevenir engasgos;
- use as bocas de trás do fogão e vire os cabos das panelas para dentro, tirando-os do alcance do bebê;
- evite deixar fios elétricos à mão;
- não deixe o bebê se aproximar do forno quente;
- use travas de segurança nos armários e tranque os que contêm material de limpeza;
- nunca cozinhe com o bebê no colo.

No banheiro

- nunca deixe seu filho sozinho no banheiro, pois crianças pequenas podem se afogar em pouca água;
- use um tapete antiderrapante;
- ligue primeiro a água fria na hora do banho e teste a água antes de colocar o bebê;
- feche bem a torneira e embrulhe-a com uma toalha;
- use água morna (48 graus, no máximo) no banho;
- tranque os remédios e as lâminas de barbear;
- feche a tampa do vaso sanitário e remova a escova para limpá-lo.

No quarto

- quando o bebê ficar em pé sozinho, verifique se no berço tem brinquedos nos quais ele possa subir para sair;
- coloque o berço longe da janela;
- quando ele engatinhar, remova os móbiles;
- nunca deixe o bebê sozinho no trocador.

Nas áreas comuns

- nunca deixe ventiladores ou aquecedores ligados ao alcance do bebê que já engatinha;
- limpe sempre os restos de bebidas alcoólicas de copos;
- guarde ferramentas, produtos químicos e de limpeza em armários altos e trancados.

Do lado de fora

- sempre use cinto de segurança no carrinho e cadeirinha de segurança no carro;
- arranque todas as plantas venenosas do jardim;
- nunca deixe seu filho sozinho com esguichos e baldes.

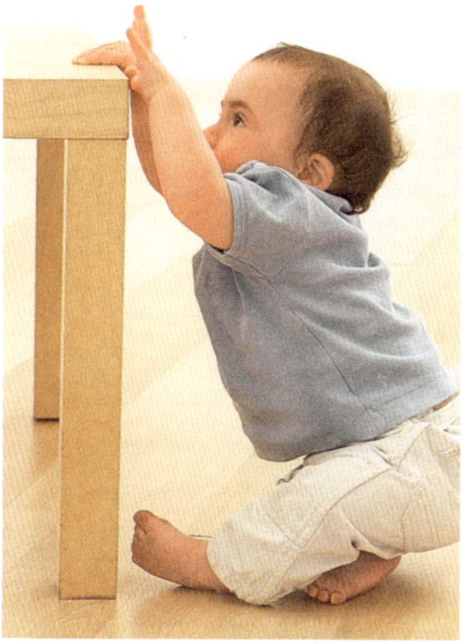

SEGURANÇA EM PRIMEIRO LUGAR
Seu filho vai encontrar diversos meios de investigar o mundo que o cerca. Não deixe nada perigoso em superfícies baixas, como xícara de café quente, que possa machucá-lo ou cair sobre ele.

Massagens

Quando o bebê nasce, você começa a tocá-lo com amor por instinto. O contato físico, seja ele um carinho, um beijo ou um embalo, surge naturalmente e contribui para você criar uma relação íntima com seu filho. Também é fundamental para o bem-estar emocional dele, pois mostra que você o ama e permite que ele se valorize.

Muitos pais e mães usam a massagem no bebê para intensificar as relações com o filho. É uma bela maneira de expressar sentimentos enquanto suprem a necessidade emocional que a criança tem de contato tátil. A massagem também produz benefícios físicos e pode ser usada para aliviar uma porção de males menores do bebê.

Bom para o seu bebê

A massagem produz muitos benefícios emocionais e físicos para o bebê:

★ ajuda a desenvolver uma relação íntima e de confiança entre vocês;

★ acalma o bebê irritado - a massagem reduz a produção do hormônio cortisol, que agrava o estresse;

★ aumenta a sensação de bem-estar do bebê - a massagem também estimula a produção de endorfinas, animando a criança;

★ dá alívio para gases e prisão de ventre - a barriga massageada solta o ar preso;

★ alivia a tensão causada, por exemplo, pela dentição;

★ relaxa os músculos de braços e pernas e ajuda a dar maior mobilidade à criança.

Massagear o bebê também acalma e relaxa você, e saber que o toque é reconfortante para o filho faz com que pais e mães sintam-se felizes e confiantes.

Quando fazer

Estes são os melhores momentos para você aplicar uma massagem em seu filho:

- entre as refeições - se o bebê acabou de comer, não se sentirá bem durante a massagem, e se estiver com fome, não ficará tranqüilo;
- como a última coisa da noite, após o banho - seu filho estará relaxado e reativo;
- quando não houver outras distrações - se a casa estiver sossegada e você não esperar visitas, será capaz de se concentrar no bebê sem interrupções.

Não massageie o bebê se ele estiver doente, pois não gostará disso, ou se acabou de ser vacinado - a região da picada ficará dolorida.

Como começar

- **Cheque se a temperatura do quarto** está agradável.
- **Lave as mãos** e seque-as bem. Evite o uso de anéis e relógios que possam machucar o bebê.
- **Veja se suas mãos estão quentes**; esfregue uma na outra, se estiverem frias para o toque.
- **Utilize algum óleo,** recomendado como seguro para bebês. Não use produtos que podem causar alergia (como os que contém óleo de amendoim, por exemplo).
- **Tire a roupa do bebê** e deite-o sobre uma toalha, edredom ou no seu colo.

Face

1 Coloque as mãos sobre a testa do bebê e deslize-as suavemente até as têmporas, fazendo pequenos movimentos circulares. Em seguida desça até as bochechas.

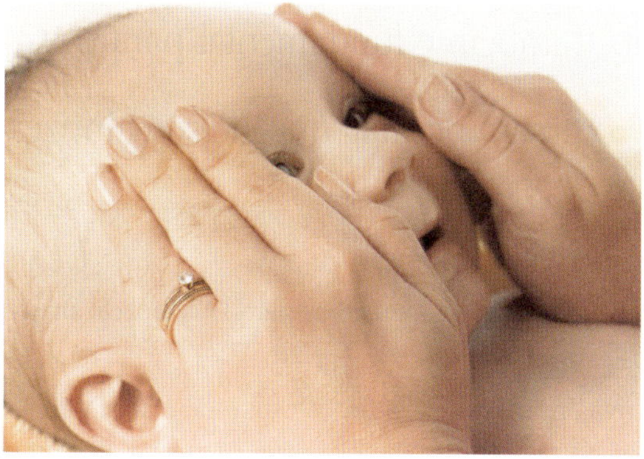

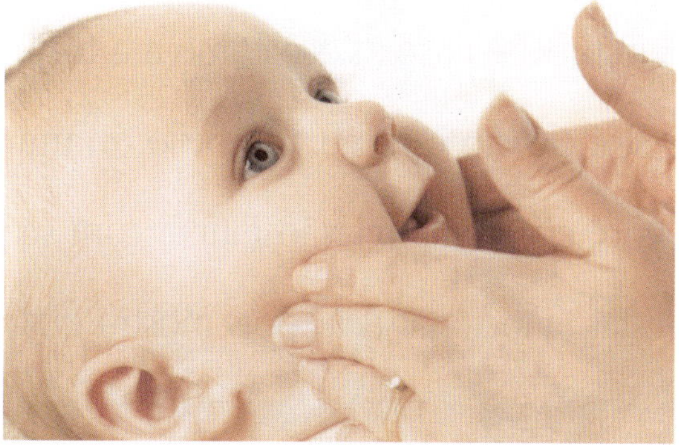

2 Deslize suavemente os polegares sobre as pálpebras do bebê, de dentro para fora.

3 Faça um círculo com seus dedos sobre as orelhas do bebê e desça pela mandíbula, até chegar ao queixo.

Peito

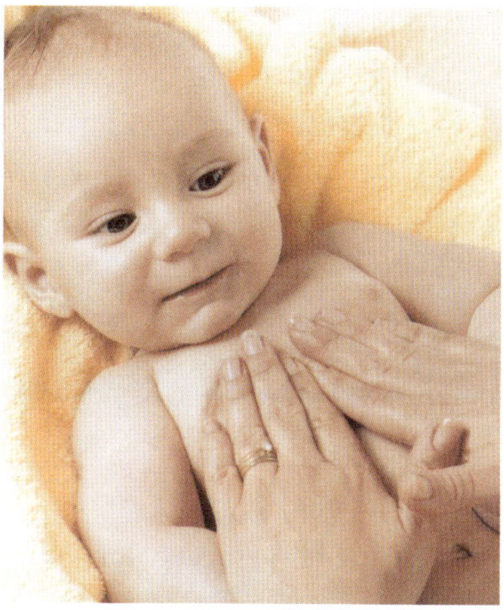

1 Coloque as mãos sobre o peito do bebê e faça movimentos para cima e para fora, como se desenhasse um coração.

2 Deslize cada mão para o ombro oposto, em deslocamento cruzado.

3 Apóie as mãos sobre o peito da criança e, delicadamente, siga em direção aos ombros, descendo pelos braços.

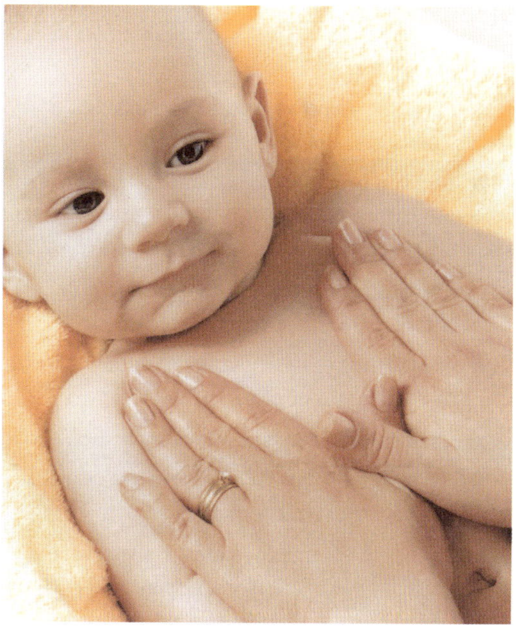

Abdome

1 *Gire as mãos em círculo sobre o abdome do bebê, alternando a posição das mãos.*

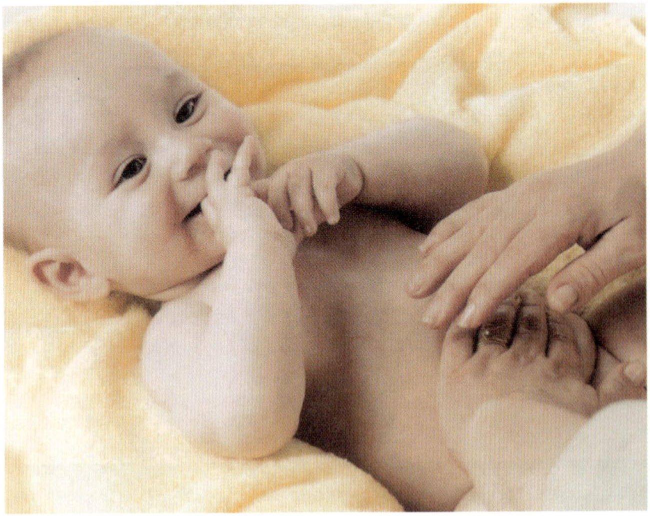

2 *Você também pode fazer uma carícia tríplice, que consiste em três movimentos seqüenciados: com as pontas dos dedos de uma das mãos, faça um movimento firme começando pelo lado direito do abdome, acima da virilha, subindo até a altura do estômago; siga passando sobre o estômago e desça pelo lado esquerdo até próximo à virilha. Finalmente, para concluir a massagem, ande com as pontas dos dedos pela barriga do bebê, da esquerda para a direita.*

Pernas e pés

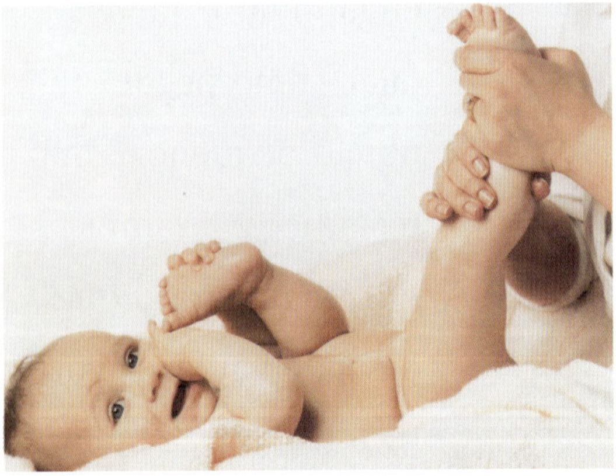

1 *Segure a perna do bebê na altura do calcanhar, e deslize a mão até o quadril.*

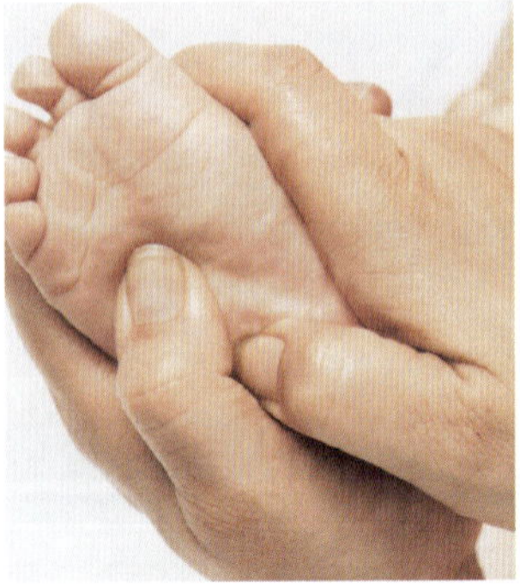

3 *Friccione a planta do pé, passando o polegar do calcanhar até os dedos.*

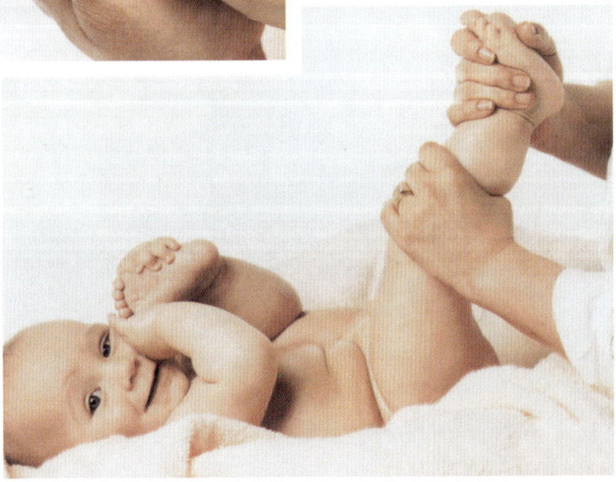

2 *Agora faça o movimento no sentido contrário, isto é, do quadril para o calcanhar. Gire suavemente a perninha do bebê, como se estivesse brincando de massinha de modelar.*

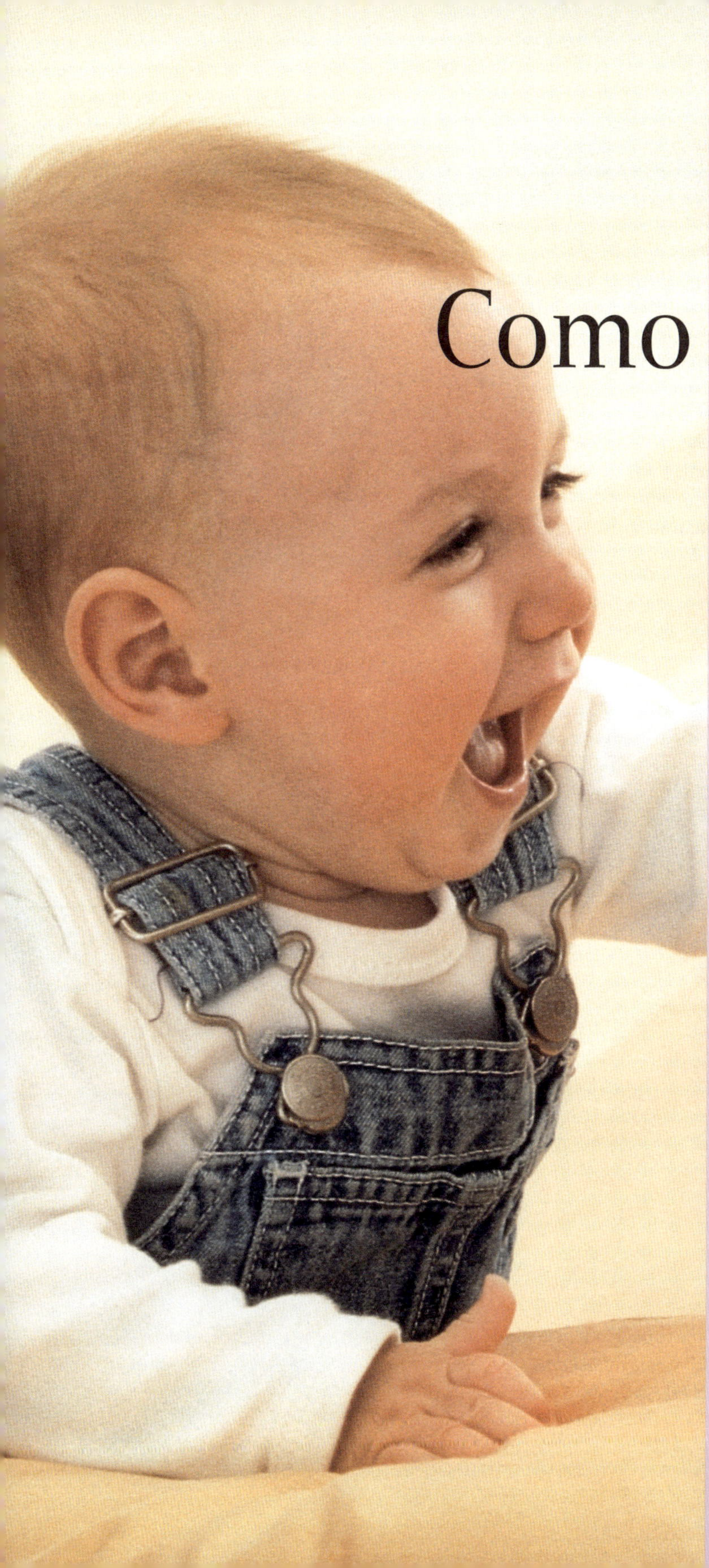

Como o bebê aprende

Nos próximos meses, seu filho vai aprender uma porção de coisas. Descobrirá como sentar, engatinhar e, talvez, falar, como pegar um objeto pequeno, como reconhecer a família. Apontará para o que deseja e vai fazer você rir – e isso está apenas começando.

Novas conquistas

Agora, o domínio do bebê quanto às habilidades físicas e mentais é inacreditável, ainda mais quando se pensa que, ao nascer, era um ser pequeno, adquirindo noção de si mesmo e do mundo que o cerca. E como ocorrem essas mudanças incríveis?

A genética cumpre uma parte no desenvolvimento do bebê, mas a maior porção do progresso dele depende do tipo de estímulo e atenção que recebe de você. Desde que nasce, ele absorve informações de tudo que o cerca, e em particular das pessoas mais próximas. De certo modo, você é o primeiro professor dele. Isso não é tão terrível quanto parece, já que o caminho natural para o bebê aprender é com brincadeira e exploração. Se ele sacode um chocalho e descobre seu ruído, cria uma noção de causa e efeito; quando engatinha por uma montanha de almofadas que você empilhou, está descobrindo como se equilibrar e coordenar os membros; e quando ouve você cantar uma canção rimada, começa a compreender as bases da linguagem.

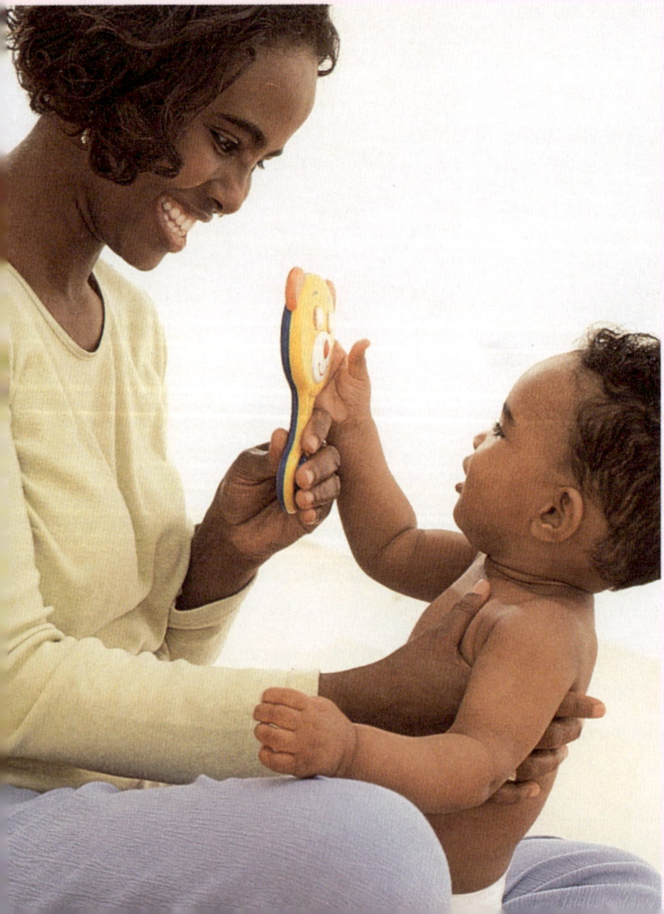

Estímulos para o bebê

Como motivar um bebê? Descobrir e aprender são instintos inatos. Mas estímulo e apoio são fundamentais. Quando, por exemplo, o bebê consegue acenar para alguém que vai embora, são seus elogios e seu encantamento que o incentivam nessa nova conquista e o convencem de que aprender é divertido.

O próprio bebê vai dar pistas de como motivá-lo. Se estiver pronto para um novo desafio, ele mostrará isso a você. Compreender como e quando a criança se desenvolve pode ajudar os pais a se preparar para cada etapa e aprontar brincadeiras e atividades que a ajudem a se superar, atendendo as necessidades dela.

No fundo, garantir que o ambiente familiar seja divertido e estimulante é uma das coisas mais valiosas que você poderá oferecer a ele. Brincar com seu filho também os deixará unidos e ajudará a desenvolver a auto-estima e a sensação de segurança do bebê, provando que você lhe dedica um amor incondicional pelo que ele é, e não pelo que consegue fazer.

De 6 a 12 meses: conquistas do bebê

Seu filho vai dominar uma porção de novas habilidades e conseguir avanços muito importantes nos próximos meses. Vale lembrar, porém, que, embora todos os bebês alcancem essas conquistas, o tempo para isso varia muito para cada criança. Afinal, cada bebê se desenvolve de um jeito.

Se ficar preocupado com o desenvolvimento de seu filho, converse com o médico, embora a probabilidade seja a de que o bebê esteja progredindo normalmente.

Conquistas de movimentos

Com 12 meses, é provável que ele:

- sente-se sem apoio;
- engatinhe ou se arraste;
- pendure-se para ficar em pé;
- ande, segurando nos móveis;
- fique um pouco em pé sem apoio;
- dê alguns passos sozinho.

Conquistas das mãos e dos dedos

Com 12 meses, é provável que ele:

- bata dois blocos um no outro;
- coma com as mãos;
- coloque objetos numa caixa e tire-os de lá;
- deixe cair objetos da mão, quando quer;
- aponte com o dedo;
- use os dedos como pinça (pegue pequenos objetos com o polegar e o indicador).

Conquistas sociais e emocionais

Com 12 meses, é provável que ele:

- chore quando você o deixar;
- agarre-se em você, se estranhos chegarem perto;
- entenda o significado de "não";
- faça brincadeiras;
- divirta-se imitando os outros.

Conquistas de linguagem

Com 12 meses, é provável que ele:

- balbucie;
- escute você com atenção, quando falar com ele;
- obedeça comandos simples;
- reconheça o nome dele e outras palavras familiares;
- use gestos, como sacudir a cabeça para "não";
- tente imitar palavras.

Conquistas intelectuais

Com 12 meses, é provável que ele:

- encontre logo objetos escondidos;
- explore os objetos de maneiras diferentes (batendo ou deixando cair);
- compreenda causa e efeito (ao sacudir o chocalho, ele faz barulho);
- comece a entender como os objetos são usados (beber no copo, pentear os cabelos, ouvir alguém ao telefone).

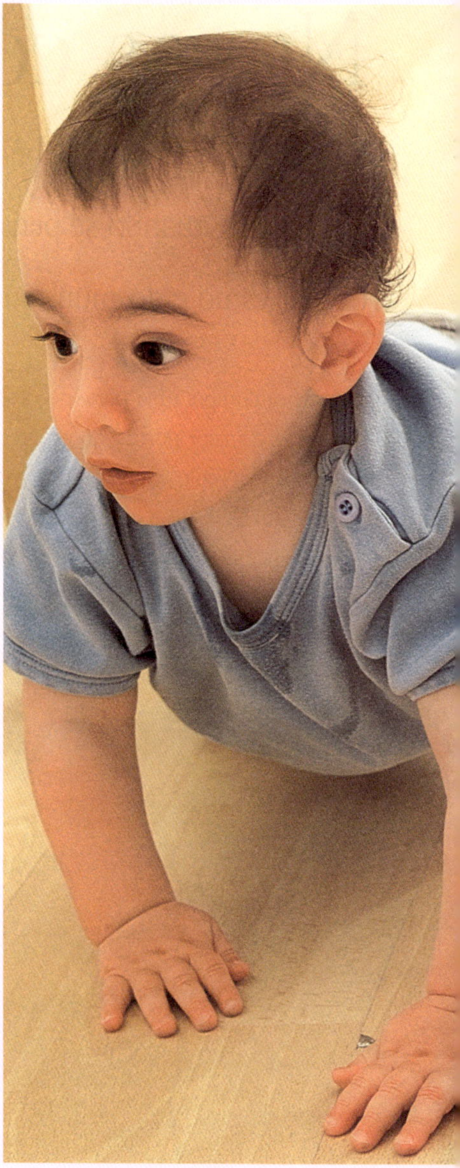

Há bebês capazes, por exemplo, de empilhar blocos, dizer "mama" ou "papa" com intenção. Mas esses ganhos não são apenas façanhas – também ajudam a garantir o desenvolvimento emocional e social saudável de seu bebê.

De 6 a 7 meses

A meio caminho de completar um ano de vida, seu bebê começa a ficar muito interessado pelo mundo que o rodeia. Agora, que se senta ereto, tem outra perspectiva do ambiente; tornou-se mais sociável, lembra-se das rotinas diárias e está desenvolvendo uma verdadeira noção de si mesmo como pessoa única.

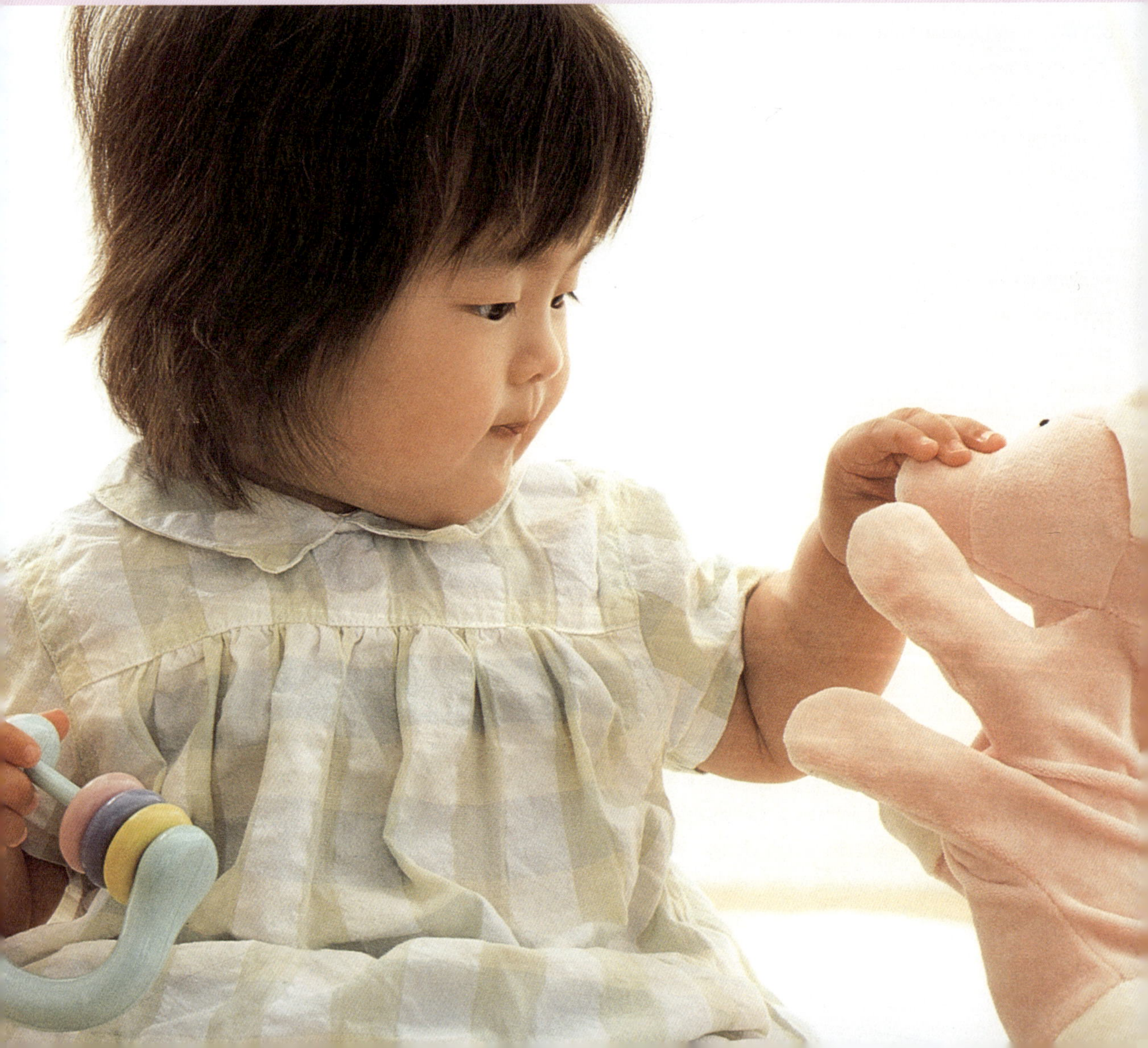

Desenvolvimento físico

O exercício constante do corpo nos últimos meses ajudou seu filho a desenvolver os músculos, o equilíbrio e o controle.

Agarrar brinquedos

Assim que aprende a se sentar ereto *(ver quadro, à direita)* e não precisa mais dos braços para lhe dar apoio, o bebê vai se esforçar para agarrar o que estiver perto e lhe interessar, girando e se esticando para a frente. Providencie brinquedos, objetos seguros ou livros infantis para deixar por perto e mantê-lo interessado, mas não espere muito. A capacidade de concentração ainda está se desenvolvendo, e mesmo algo que ele nunca tenha visto prenderá sua atenção por apenas alguns minutos.

Coordenação motora

À medida que a preensão melhora, seu filho será capaz de segurar objetos com firmeza, girá-los para olhar melhor, colocá-los na boca, passá-los de uma mão para a outra e até bater um objeto no outro.

Conforme melhora a coordenação motora, ele vai agarrar a colher e provavelmente virá-la antes que chegue à boca. Se você lhe oferecer um copo de duas alças, logo ele estará tomando líquidos sozinho. Ou se quiser lhe dar algo para comer com as mãos, como pedaços de pão, no início, o bebê vai segurar com a mão fechada, esforçando-se para enfiar na boca o último pedaço com a palma da outra mão.

Com o tempo, ele aprenderá a segurar a comida e outras coisas com o polegar e o indicador. Mas atenção: nunca o deixe sozinho comendo com a mão, pois poderá engasgar.

Mais forte

Seu filho está ficando mais forte e vai querer flexionar os músculos e mostrar suas habilidades. Alguns bebês podem até tentar se pendurar para ficar em pé, segurando nas mãos dos pais ou em algum móvel. Tudo isso é treinamento para as próximas conquistas importantes: aprender a engatinhar, ficar em pé e andar.

Habilidades sociais e emocionais

Até agora, os principais interesses de seu filho foram a comida, o sono e você. A partir de agora, a personalidade dele vai começar a se mostrar.

Socialização

Você vai reparar que seu filho está ficando mais sociável e até se vira para ouvir as vozes a seu redor. Também tentará participar da conversa, reagindo não apenas com o balbucio de bebê, mas também com gestos e expressões faciais. Ao se olhar no espelho, não se dá conta de que vê ele mesmo, mas se interessa pelo bebê que está vendo, e emitirá sons na expectativa de uma resposta.

Aprender a sentar

Graças a mexidas, giradas, pontapés e alongamentos que treinou nos primeiros seis meses de vida, agora o bebê consegue se sentar sozinho - pelo menos por alguns minutos ou por mais tempo. Sentado, ele observa em volta com mais facilidade, vê os membros da família chegando e saindo, e alcança os brinquedos para se manter entretido - mesmo que por pouco tempo.

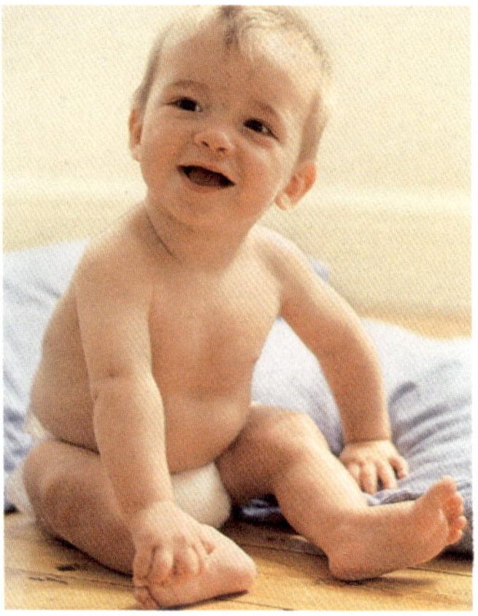

SENTADO
Por precaução, ponha almofadas em volta para amenizar as quedas. No início, os braços servem de apoio, mas logo o bebê não precisará deles.

Amor por você

Agora que já se senta, seu filho fica muito mais feliz sozinho, mas, como sempre, você é seu brinquedo predileto. Ele deixou cair de novo aquele brinquedo e está berrando para você vir ajudá-lo? Talvez não queira o brinquedo, mas a chance de sorrir e gargalhar com você.

O prazer que o bebê sente em sua companhia é um sinal de que está criando um vínculo verdadeiro e profundo com você, a pessoa que mais cuida dele. No final desse mês, você vai notar que, se desaparecer de vista, o lábio inferior de seu filho começará a tremer, pois ele teme que você desapareça para sempre. Volte antes que ele chore, e seu filho ficará radiante e vai pular de felicidade.

Noção de si mesmo

Parte dessa ligação profunda vem da percepção de que ele é uma pessoa separada de você. Essa é uma conquista enorme e importante. Durante os próximos meses, o bebê pode ficar cada vez mais ansioso quando estiver separado de você. Isso pode ser aflitivo, mas é perfeitamente normal e talvez se prolongue até os dois ou três anos.

Enquanto isso, ele também vai criar vínculos com outras pessoas importantes: os irmãos, os avós e a babá, por exemplo. O incentivo delicado dessas relações ajudará a criança a ficar sem você, quando tiver de ser cuidada por alguém.

Para desenvolver habilidades

Há diversas atividades que você vai gostar de fazer com seu bebê para sedimentar a coordenação motora e as habilidades sociais dele. Lembre-se de sempre incentivá-lo e elogiá-lo enquanto brinca.

★ Os bebês adoram bolhas de sabão, e se puderem estourá-las com as mãos estarão desenvolvendo a coordenação motora e aumentando a compreensão de causa e efeito. Pegue uma bolha para o bebê numa vareta de plástico e segure-a na frente dele, de modo que consiga alcançá-la e estourá-la sozinho. Use detergente bem diluído e limpe as mãos dele depois, para que não leve aos olhos os dedos com sabão.

★ Aumente a sensação de diversão, brincando muito de pular – segure o bebê no colo ou na cama, e faça-o pular para cima e para baixo, suportando nas pernas todo o peso que conseguir.

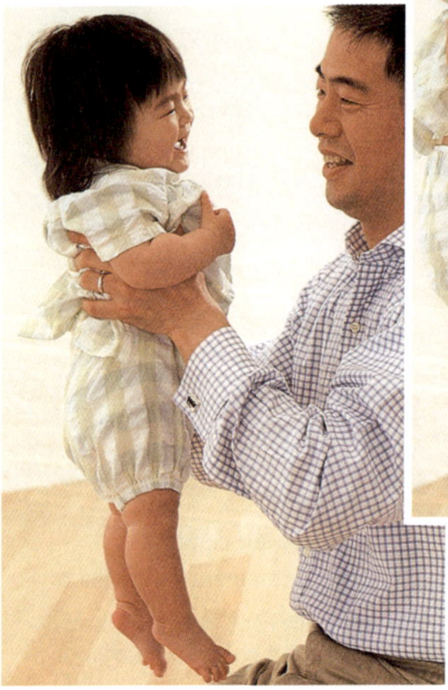

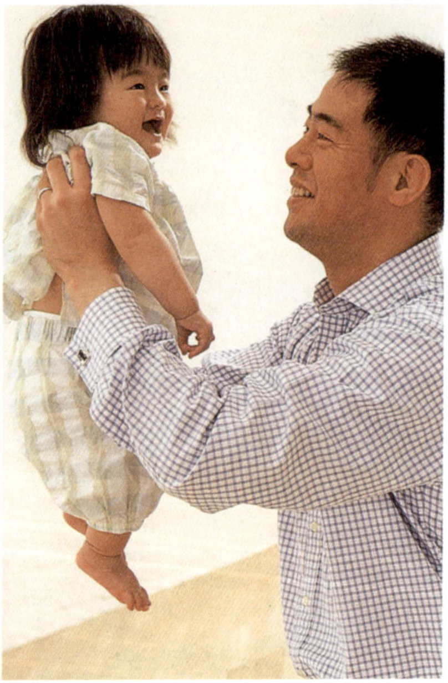

BRINCADEIRA DE PULAR
Seu filho vai adorar a sensação de divertimento, ao ser movimentado para cima e para baixo, sobre seu colo ou em cima da cama.

Linguagem e habilidades intelectuais

O bebê já reconhece a rotina diária, e também consegue se lembrar de coisas que aconteceram antes: talvez comece a rir antes mesmo de você fazer cócegas ou dizer "Achou!"

Ainda existe?

Ele está começando a ter noções da "permanência dos objetos". Até agora, quando alguma coisa desaparecia, o bebê pensava que ela não existia mais. A partir de agora, ele começará a perceber que, quando não consegue ver algo, isso não significa que essa coisa não exista. Observe isso colocando um brinquedo sob uma toalha, de modo que só parte dele fique à mostra. É provável que o bebê levante a toalha para achar o brinquedo – e, dentro de um mês, vai procurá-lo, mesmo que esteja todo escondido.

Começa uma conversa

Seu bebê já é capaz de reconhecer o nome dele e vira a cabeça quando ouve você chamá-lo. Quando responde com seu balbucio, você vai notando como o tom e o ritmo da prosa dele se parecem com uma conversa real, e como ele adora encadear sons conhecidos, a exemplo de "ba-ba-bá" ou "ma-ma-má".

Caixa de brinquedos

Caixas de surpresa

As caixas de surpresa são muito divertidas. Se adquirir as que têm figuras de animais, você pode imitar os sons desses animais e brincar de adivinhação com seu filho.

Fantoches

Use fantoches seguros, com rostos desenhados. Como seu bebê ainda não tem capacidade para brincar com eles, os fantoches devem se ajustar às mãos de adultos.

Bolhas de sabão

Os frascos com líquido para bolhas e uma vareta plástica dão muita alegria. Nunca deixe o bebê pegá-los e use detergente bem diluído.

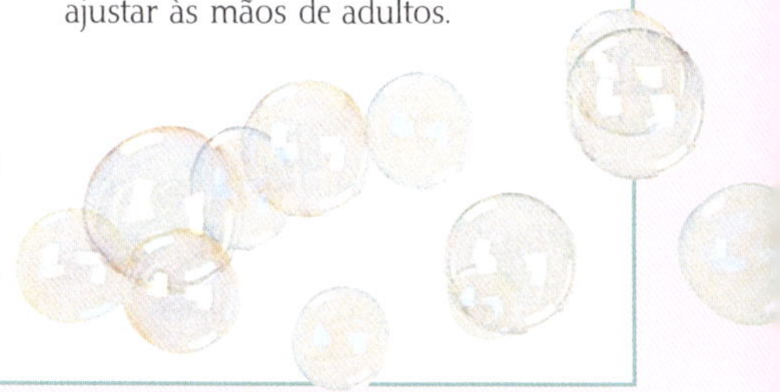

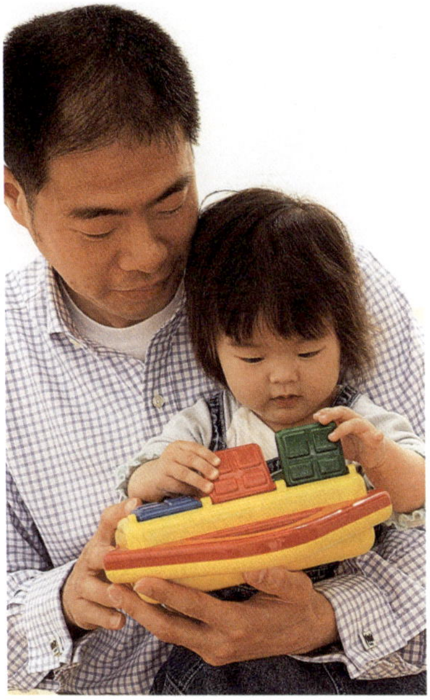

CAIXAS DE SURPRESA
Nesta fase, o bebê só será capaz de empurrar as figuras para dentro do brinquedo, mas vai adorar a sensação de ele mesmo fazer algo desaparecer.

★ Seu bebê vai adorar brincar com caixas de surpresa que soltam algo surpreendente quando se aperta um botão ou se abre uma tampa. Deixe que ele as feche, para desenvolver a força e a coordenação das mãos e dos braços.

★ Reforce as habilidades sociais do bebê com um grupo de amiguinhos: faça fantoches com luvas velhas, colocando olhos, orelhas e boca, e mostre à criança como eles cantam dançam, fazem cócegas, beijam e conversam.

De olho na segurança

A maioria dos bebês põe objetos na boca. Por isso, escolha brinquedos que cumpram padrões de segurança, garantindo que nenhuma peça se solte e possa causar engasgos na criança.

De 7 a 8 meses

Nessa fase, seu bebê está muito ligado a você e se tornou mais afetivo. Ele se sente feliz e seguro quando está com os pais, e por isso talvez fique agarrado a você em ambientes diferentes ou com gente que não reconheça.

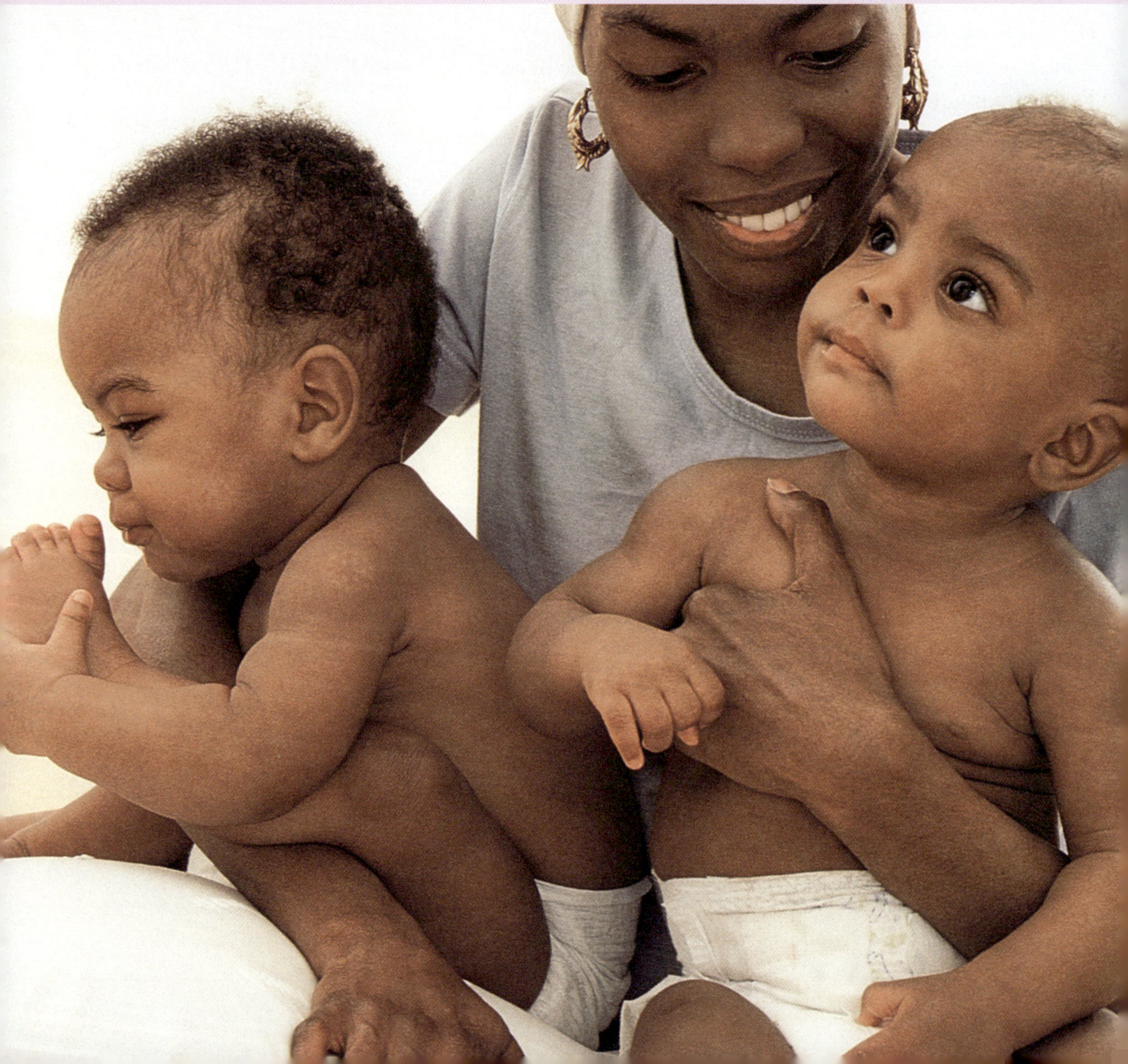

Desenvolvimento físico

Seu filho vira com facilidade de um lado para o outro, fica de costas e gira de novo. Consegue sentar por períodos longos e se inclina para a frente sem cair. Mas ainda não roda de lado ou gira pela cintura, e talvez caia muito ao tentar pegar um brinquedo. Conforte-o, se chorar, mas sempre faça-o tentar de novo.

Perto de engatinhar

A maioria das crianças aprende a engatinhar entre oito e dez meses, mas há bebês que só começam mais tarde. Para engatinhar direito, o bebê precisa estar forte o suficiente para se deslocar de quatro e, depois, descobrir que, empurrando com os joelhos, consegue ir para a frente.

As primeiras engatinhadas costumam ser para trás, e pode levar cerca de uma semana até que seu filho aprenda a ir para a frente. Elogie-o, seja qual for o modo que escolheu para se movimentar.

Em pé, sozinho

Logo, logo, ficar apenas sentado não terá mais nenhuma graça. Sempre em busca de novos desafios, o bebê não vê a hora de ficar em pé, e pode fazer a primeira tentativa agarrando-se, por exemplo, no berço, suspendendo-se pelas grades.

No início, ele vai cair muito ou ficar preso e chorar – ainda não tem equilíbrio e coordenação para se agachar com suavidade. Quando você for ajudá-lo, sustente o peso dele e, gentilmente, deixe que ele relaxe e deslize para se sentar.

Habilidades sociais e emocionais

O bebê está muito amoroso – beija você quando lhe pede, suspende os braços para ir para o colo, acaricia os brinquedos. Adora crianças mais velhas e gosta de estar com elas. Mas se está amigável e expansivo num momento, pode ficar atemorizado e retraído logo em seguinda.

Medo de estranhos

Quando você encontra pessoas que seu filho não conhece bem, talvez ele enterre a cabeça no seu ombro, agarre-se em você e chore. Ficar com medo quando estranhos se aproximam dele é um de seus primeiros marcos emocionais.

O "medo de estranhos" é normal e pode durar até os dois anos ou mais. Forçar o bebê a ser receptivo ou dizer a ele que está sendo bobo vai abalar sua autoconfiança. Em vez disso, elogie-o quando sorrir para alguém. Também vale a pena incentivar um recém-chegado a interagir devagar e amavelmente com o bebê.

Medo da separação

O bebê pode ficar muito mais agarrado e começar a chorar quando você o deixa, mesmo que por pouco tempo. Essa fase também é normal no desenvolvimento emocional saudável. Tranqüilize-o com bastante afeto físico e, logo, ele vai se dar conta de que os pais sempre voltam.

Controle das mãos

O bebê, agora, já é capaz de pegar objetos com a oposição dos dedos ao polegar, em vez de utilizar a palma da mão. A preensão melhorou e passou a ser controlada e forte o bastante para que ele possa, por exemplo, rasgar um papel. Ele adora bater as coisas que consegue pegar e gosta do barulho que isso tem. Como ainda põe objetos na boca, convém ter cuidado com o que você deixa ao alcance dele.

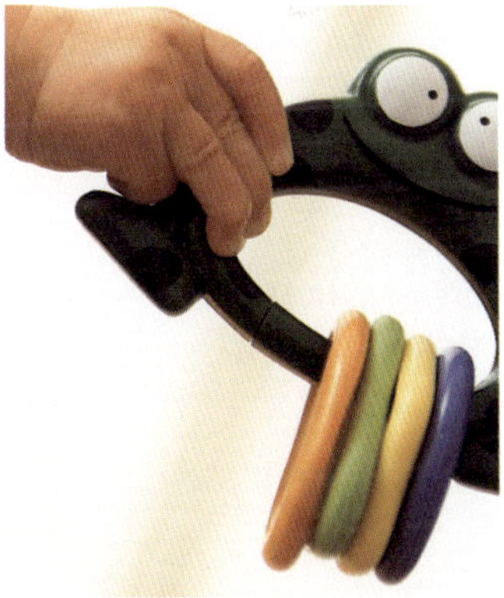

DEDOS ÁGEIS
Deixe que seu filho treine apanhar diversos objetos de formatos diferentes.

Linguagem e habilidades intelectuais

O bebê se comunica bem por gestos e expressões faciais. Seu nível de atenção ainda é pequeno, mas isso não impede que ele explore tudo em que possa colocar as mãos.

Gestos e expressões

Percebe-se que a compreensão do idioma está se desenvolvendo mais depressa do que sua capacidade de falar. Ele começa a reagir ao nome de pessoas e de objetos familiares, olhando para um brinquedo quando você se refere a ele ou observando a irmã quando você a chama.

A verdadeira fala ainda demora, mas o bebê dispõe de uma porção de meios para comunicar o que está pensando. Os gestos, por exemplo, se tornaram parte de seu repertório – repare como ele abre e fecha as mãos quando quer algo, sacode a cabeça ou empurra você quando faz alguma coisa de que ele não gosta, ou tenta acenar quando se diz "tchau". E observe o rosto dele: as expressões faciais transmitem muitas emoções.

Primeiras palavras?

Nessa fase, o bebê reconhece o nome dele e talvez entenda o significado de algumas outras palavras e reaja a elas. E, conforme treina seu balbucio, sua "conversa" cantarolada vai se parecer cada vez mais com palavras verdadeiras, como "papa" ou "mama". Por isso, incentive-o bastante e logo ele aprenderá a falá-las corretamente.

Comparação de sons

O nervo que liga o ouvido ao cérebro (e que permite ao bebê localizar de onde o som vem) se completa nessa idade. Agora, ele pode comparar os sons dele com os seus, e durante os próximos meses o bebê vai tentar cada vez mais imitar os sons que você produz.

Descobertas

Assim que o bebê conseguir se deslocar na direção que escolher, mexerá em tudo: armário, gaveta ou cesto de lixo. Ele sente uma tremenda curiosidade para descobrir mais sobre formatos, tamanhos e texturas. O gosto disso é bom? Isso faz algo emocionante? Embora possa usar as mãos com destreza, continua pondo coisas na boca, por isso proteja-o de eventuais acidentes *(págs 32-3)*.

Sei que está aí!

A compreensão que seu filho tem dos objetos cresce a cada dia. Está começando a ver como uma coisa se relaciona com outra – uma caixinha caber numa caixa maior, por exemplo. E mais: está aprendendo que algo pode continuar a existir, mesmo que não seja mais visto. Se fizer a mesma experiência do mês anterior (esconder parte de um brinquedo sob a toalha, *pág. 43*), mas cobrir totalmente o brinquedo, agora ele vai levantar a toalha para achá-lo.

Caixa de brinquedos

Copos de plástico

Procure comprar copos de plástico de tamanhos diferentes, bem coloridos, que se encaixem.

Brinquedos que apitam, tocam música e fazem barulho

O bebê adora brinquedos que apitam e fazem barulhos. Também gosta da repetição de algumas músicas. Compre brinquedos que ele consiga segurar e operar sozinho.

Fitas com canções

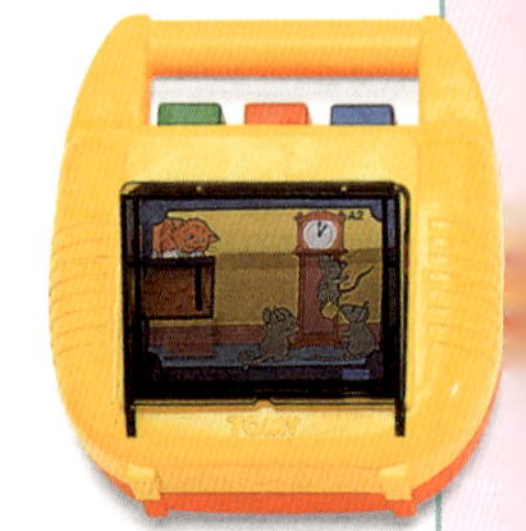

Se seu filho gosta de ouvi-lo cantar para ele, grave algumas músicas em fita ou toque um CD com canções de ninar, quando ele estiver sossegado. Peça a outros membros da família, como os avós, que também gravem historinhas e músicas.

Para desenvolver habilidades

O bebê logo percebe que tem uma grande curiosidade a ser satisfeita e um ímpeto de explorar tudo. Dê-lhe uma série de atividades, a fim de mantê-lo ocupado por algum tempo, e ajude-o a descobrir como engatinhar até os brinquedos pelos quais se interessa.

★ Satisfaça o desejo que seu filho tem de descobrir coisas novas, liberando para ele uma gaveta ou armário da cozinha que você encheu de objetos domésticos interessantes, mas seguros. Isso lhe dará a chance de explorá-los do seu jeito e mostrará a ele mais formatos, tamanhos e texturas de coisas diferentes. Se ele se cansar das peças, faça algumas mudanças, como colocar uma bola dentro de uma tigela, para reanimar sua curiosidade.

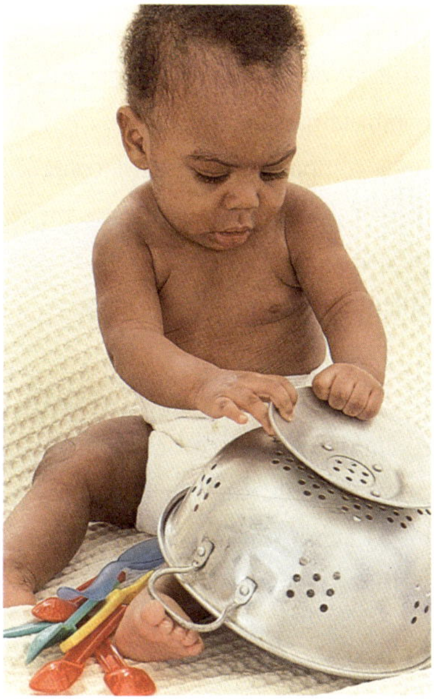

UTENSÍLIOS DOMÉSTICOS
Deixe o bebê brincar com utensílios seguros, como vasilhas e medidores (tudo de plástico), panelas, escorredor e colheres de pau e plástico.

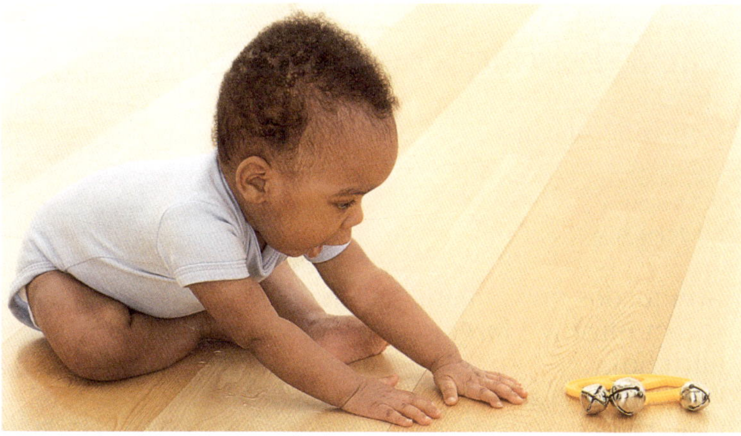

MAIS MOVIMENTO
Ponha um brinquedo atraente fora do alcance do bebê e logo ele usará toda a sua habilidade para tentar se deslocar pelo chão a fim de pegá-lo.

De olho na segurança

Verifique se os brinquedos do bebê têm padrões de segurança testados, e nunca dê a ele objetos pequenos que possa pôr na boca e engasgar. Veja nas páginas 32-3 as várias maneiras de garantir um ambiente seguro.

★ Ajude o bebê a saber mais sobre as relações entre os objetos, dando-lhe alguns copos plásticos empilháveis, de diferentes cores, formatos e tamanhos. Vão se passar alguns meses até que ele encaixe um no outro do jeito certo - ou talvez até demore para empilhá-los -, mas vai se divertir tentando. E quando ele precisar de uma mudança, construa uma torre de utensílios e ensine-o a derrubá-la. Ele vai adorar.

★ Cante com ele as músicas de que gosta e dê-lhe brinquedos que toquem música e façam barulhos, ensinando-o a escutar. Ofereça-lhe brinquedos que apitem quando apertados, o que também ajuda a desenvolver as habilidades manuais.

★ Há uma porção de maneiras de estimular o bebê a engatinhar: faça com que ele tenha muitas oportunidades, colocando-o no chão sempre que puder. Proteja os joelhos dele, para que o engatinhar não seja doloroso ou desconfortável. E ponha um brinquedo ou algo interessante fora do alcance dele, a fim de incentivá-lo a tentar se mover para agarrá-lo.

De 8 a 9 meses

A personalidade do seu filho está começando a se revelar, e suas habilidades físicas continuam em desenvolvimento. Ele está mais confiante e lhe mostrará que, de fato, possui vontade própria quando deseja alguma coisa.

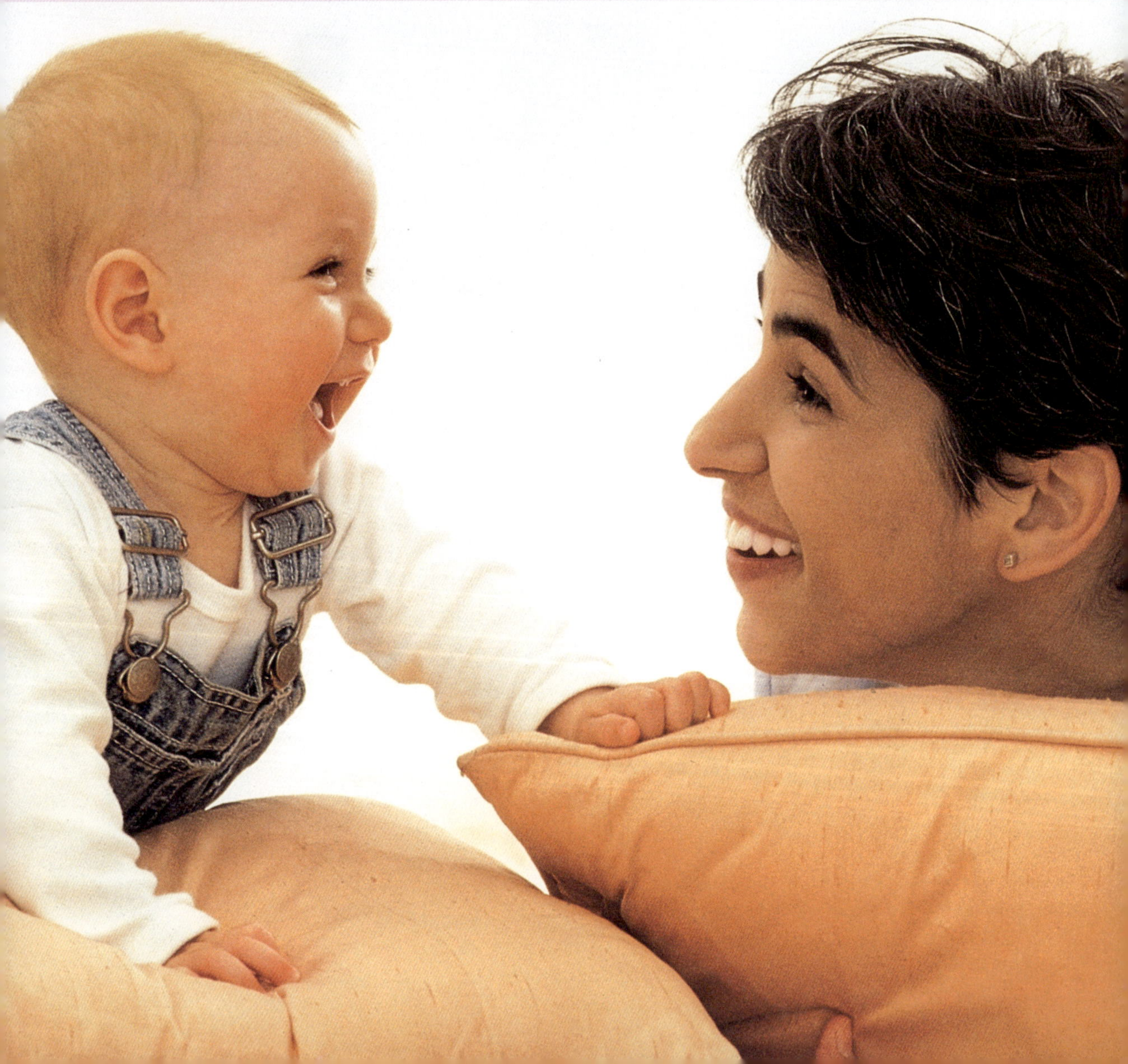

Desenvolvimento físico

Nessa fase, o bebê é capaz de se sentar sozinho por bastante tempo e inclina-se para a frente sem tombar. Não espere que ele brinque assim por muito tempo, já que o esforço físico para manter o equilíbrio é cansativo. Por isso, após uns dez minutos, ele vai mudar de posição.

Movimentos mais rápidos

Assim que seu filho descobrir como se movimentar - seja engatinhando, seja se arrastando -, vai acelerar os movimentos. Num minuto ele está à vista; e num piscar de olhos sumiu. Por isso vigie-o sempre e veja se não há perigo.

Controle das mãos

Como agora ele começa a passar menos tempo pondo coisas na boca e mais tempo explorando-as com as mãos, os movimentos das mãos ficaram mais ágeis e controlados. Você nota, por exemplo, que ele vira páginas de livros sozinho, mesmo que sejam várias juntas. E consegue levar com precisão pedacinhos de comida à boca, usando os dedos, o que torna o horário das refeições menos bagunçado. Também bate dois objetos um no outro, segurando um em cada mão, e se diverte muito com vasilhas de plástico, colheres de pau e panelas.

Para ficar em pé

Se o bebê já conseguiu uma vez, ficará louco para se pendurar a fim de ficar em pé, usando você ou algum móvel como apoio. No início, ele vai se agarrar firmemente com as duas mãos até se sentir confiante para colocar todo o peso sobre os pés, e poderá até ficar na ponta do pé. Não se preocupe, isso é normal. Com o tempo ele vai transferir todo o peso para os pés.

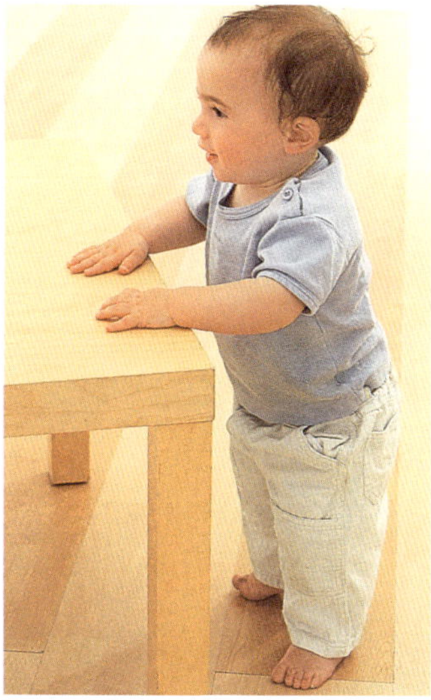

MEDIDAS DE SEGURANÇA
Verifique se não há alguma parte solta nos móveis em que seu bebê se encosta para se locomover. Os acidentes podem fazê-lo perder a autoconfiança.

Apontar

Seu filho deve estar começando a apontar - uma conquista importante. O controle do indicador é o primeiro passo para dominar o ato de pinçar - capacidade de fechar o polegar e o indicador para pegar objetos bem pequenos. Isso também o ajuda a se comunicar com você, pois aponta para as coisas que deseja. Estimule-o, vendo livros juntos e apontando as coisas enquanto diz o nome delas. E faça o bebê pegar coisas pequenas, mas sempre com sua supervisão.

Habilidades sociais e emocionais

O bebê já tem personalidade e sabe do que gosta ou não - reclama se você tirar um brinquedo ou gosta de repetir uma brincadeira.

O bebê insiste no que quer

Conforme aumenta a consciência de si, o bebê se torna mais assertivo e transforma muitas atividades diárias numa briga de vontades. Você pode achar que ele está começando a exagerar quando não quer ficar na cadeirinha do carro, ou balança a cabeça quando você tenta lhe dar uma comida de que não gosta.

Contudo, não se esqueça da rapidez com que seu pequeno se distrai. A memória dele é curta e um brinquedo divertido ou outra coisa pode desviar sua atenção: se ele detesta ser vestido, cante uma música divertida para ajudá-lo a esquecer aquilo que o irrita, ou procure redirecionar o pensamento de seu filho para o que ele gosta de fazer.

Frustração

A criança pode ficar frustrada se não conseguir alcançar um brinquedo, por exemplo. Mesmo que seja duro não correr para lhe dar o brinquedo e fazê-la feliz, um pouco mais de tempo e incentivo podem dar a ela a motivação para descobrir como chegar lá sozinha.

Bom comportamento

Seu bebê reconhece a palavra "não" e a associa à cara de bravo ou descontente que você faz. Isso não quer dizer que vá parar o que está fazendo, mas agora é o momento de começar a aprender, como no caso de estar em perigo, ou machucando um amigo ou irmão. Nessa idade, a memória do bebê ainda é curta; por isso, prepare-se para repetir a mesma coisa sem parar. Mas seu filho adora ver você sorrir. Quando lhe faz muitos elogios, se ele se comporta bem, ou dá abraços e beijos por algo positivo, o estará incentivando a fazer coisas que agradam a você e ajudando a ter bom comportamento.

Linguagem e habilidades intelectuais

Ao descrever e mostrar a seu filho tudo que está fazendo, você o estará ajudando a entender o idioma.

Palavras reconhecidas

Aos nove meses o bebê será capaz de reconhecer mais de 20 palavras familiares, como "copo" ou "bola". Ele também vai rir na hora certa quando você cantar músicas engraçadas, vai olhar para o copo

Para desenvolver habilidades

É nessa idade que o bebê começa a mostrar sua capacidade para resolver problemas, desde que você não o ajude a enfrentá-los. Encarar os desafios diários fará com que ele descubra as coisas sozinho.

★ Se o bebê começa a se locomover, erga uma pequena montanha de almofadas para ele se exercitar no engatinhar. Espie por trás das almofadas ou use um brinquedo para ele se sentir tentado a escalar. Se conseguir, isso lhe dará muita satisfação, o ajudará a ter noção de sua força corporal, do equilíbrio e da coordenação e vai prepará-lo para subir degraus.

De olho na segurança

Não deixe o bebê sozinho, pois ele pode perder o equilíbrio e se machucar, principalmente na água ou à beira d'água.

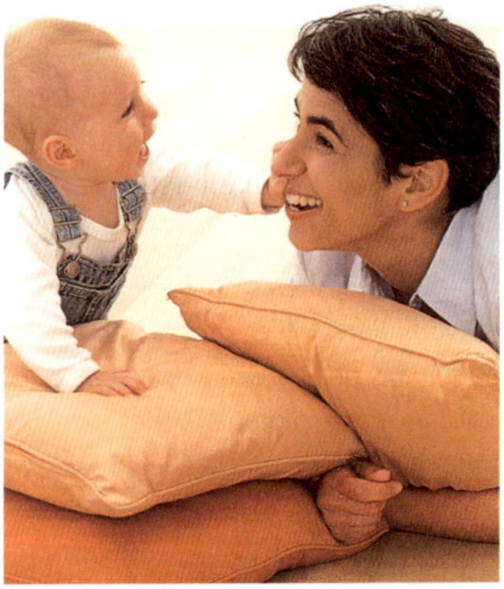

OBSTÁCULOS
Estimular o bebê a engatinhar para transpor uma "montanha" de almofadas é um modo divertido e prático de brincar junto. Fique no chão de modo a poder incentivá-lo.

★ Satisfaça o desejo que seu filho tem de explorar e sua crescente capacidade para resolver problemas com um quadro de atividades. Escolha um com cilindros que rodopiem, discos que girem e botões que apitem. Mostre como funciona, e deixe-o experimentar do jeito dele. No início, talvez ele só seja capaz de atividades simples, como girar os discos, mas nos meses seguintes vai descobrir como são as outras atividades.

★ Nessa idade, as brincadeiras de esconder com seu bebê continuam a ajudar a lhe mostrar a permanência de objetos, e há muitas variações. Cubra a sua cabeça com uma toalha e deixe seu filho arrancá-la; depois, deixe-o tentar. Esconda-se atrás da porta, deixando à mostra uma mão ou um pé, depois espie e o surpreenda com delicadeza.

se você perguntar onde ele está e associar ações a palavras, como dizer "tchau" e acenar.

Os balbucios estão melhorando e talvez seu vocabulário tenha sons novos, como "t" e "u". E até consegue imitar sua tosse, por exemplo.

Veja o que eu consigo fazer!

Ele está descobrindo coisas como causa e efeito: sempre que deixa cair um brinquedo do cadeirão, você aparece para pegar – e essa é a brincadeira de que mais gosta.

Caixa de brinquedos

Brinquedos com botões

Se o bebê tem uma caixa de surpresa ou brinquedos com botões, ensine-o a pressionar e soltar os botões corretamente.

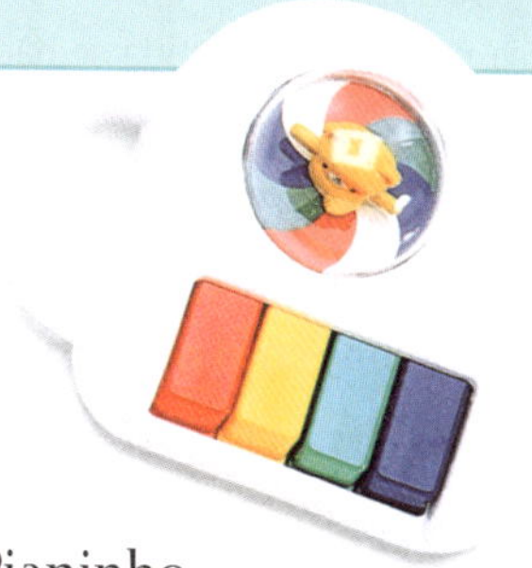

Utensílios domésticos

Seu filho vai adorar brincar com utensílios de cozinha seguros. Deixe ele se divertir com itens que não estão em uso e que não sejam perigosos, como panelas, vasilhas de plástico e colheres de pau.

Pianinho

Um pianinho ou um xilofone são brinquedos ótimos. O bebê vai adorar os sons que consegue fazer, desenvolvendo também a capacidade de escutar.

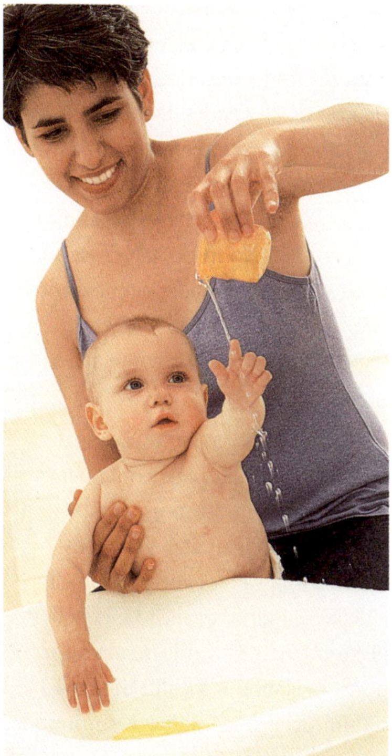

★ Encha uma bacia com água e, com colheres, canecas e vasilhas diferentes, mostre a seu filho como ele pode encher os utensílios e derramar a água. Brincadeiras de encher e derramar ajudam a exercitar os movimentos das mãos, desenvolvem a destreza e a coordenação motora. Brincar com água também é ótimo para a hora do banho.

★ Aprender a escutar sons diferentes ajuda a desenvolver a capacidade auditiva e, por conseqüência, a fala. Se você tocar no xilofone ou no pianinho uma música que o bebê reconheça, isso despertará seu interesse e pode estimulá-lo a criar lindos sons sozinho.

BRINCAR COM ÁGUA
Brincar com água é uma ótima forma de diversão supervisionada. Segure sempre o bebê firmemente, mas com delicadeza, enquanto ele brinca perto da água.

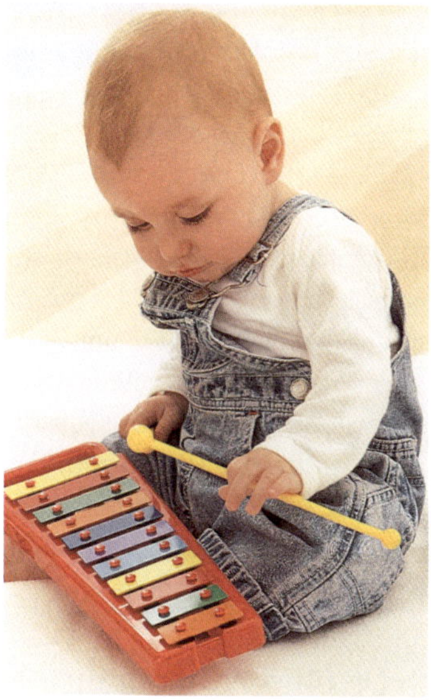

SONS CURIOSOS
Não se preocupe se a coordenação do bebê não é suficiente para brincar com um xilofone – essa nova curiosidade o fará escutar os sons que ele faz sozinho.

De 9 a 10 meses

A essa altura, seu filho deve sentir um grande prazer nas atividades que faz e adora divertir-se com você e outros membros da família. Cresce, em grande velocidade, a capacidade que ele tem de entender o que se diz, e está começando a fazer, de fato, um esforço para se comunicar com você.

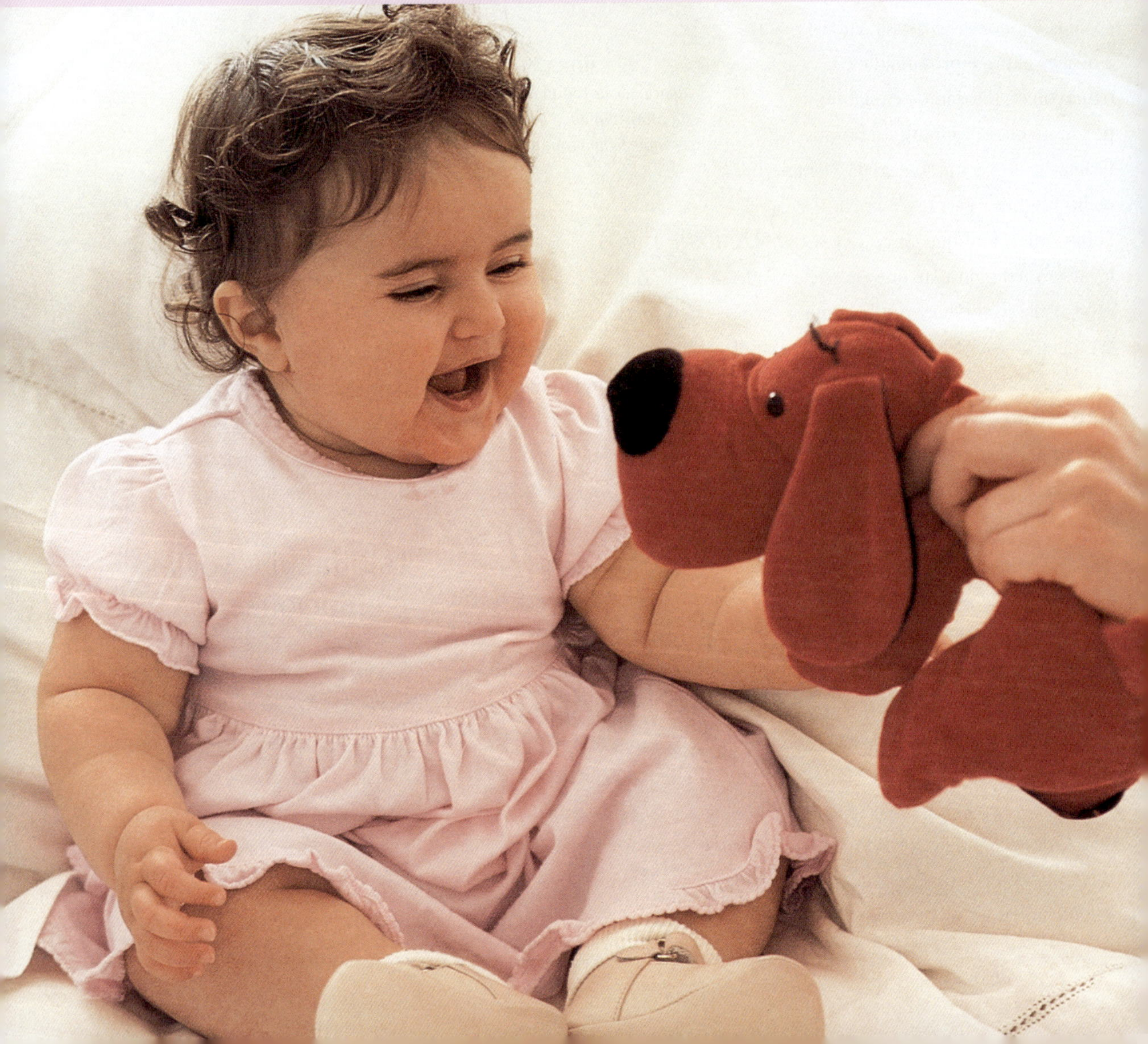

Desenvolvimento físico

Já que seu bebê passa mais tempo em pé, brincar ficou mais divertido, pois consegue ver e pegar os brinquedos com mais facilidade.

Subir escadas

Se seu filho é um engatinhador experiente, talvez tente manobras mais desafiadoras, como subir escadas. Embora isso possa ajudá-lo a avaliar altura e profundidade e desenvolver a noção de equilíbrio, por motivos de segurança é bom instalar grades para que ele não tente realizar a proeza sem sua ajuda. Subir é mais fácil que descer, e vai levar um tempinho até que ele esteja capacitado para descer e subir uma escada são e salvo.

Caminhar

Bebês muito ativos devem estar dando alguns passos, segurando-se nos móveis. Se seu filho está mais autoconfiante, logo descobrirá como atravessar um cômodo se valendo dos móveis como seus auxiliares. Aprender a "caminhar" desse jeito é a última habilidade física que o bebê precisa dominar antes de começar a andar sem ajuda. Se ele alcança aquele brinquedo que adora, deslocando-se sozinho pela sala, não esqueça de elogiá-lo calorosamente.

Nível de atenção

A noção de seu filho sobre o ambiente está se ampliando depressa. Ele já repara e se interessa por pessoas e coisas que estejam a três metros de distância. Ao mesmo tempo, seu nível de atenção aumenta: ele fica mais absorto em atividades de que gosta, e você terá dificuldade para desviar a atenção dele quando, por exemplo, precisar tirar de suas mãos algo que lhe interesse.

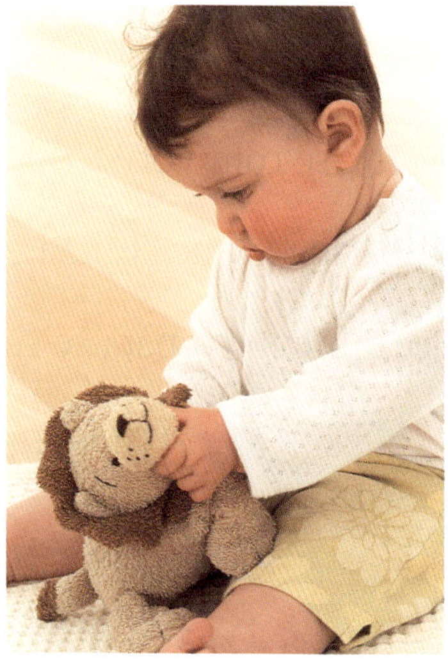

HORA DE BRINCAR
A capacidade de concentração do bebê está aumentando, o que lhe permite ficar mais tempo com os brinquedos.

Dedos e mãos

Nessa idade, o bebê consegue pegar coisas com precisão, usando o polegar e o indicador. Comer sozinho, por exemplo, está muito mais fácil e a coordenação motora sincronizada permite que ele apanhe qualquer coisa que veja. Com essa destreza manual, ele passa a utilizar os brinquedos do modo como foram projetados, colocando blocos dentro e fora da caixa, por exemplo. Mas ele ainda adora as brincadeiras de deixar cair e pegar – ele joga e você pega.

Habilidades visuais

Desde que nasceu, seu filho vem aprimorando as habilidades visuais e agora avalia o tamanho de um objeto a um metro de distância. Já sabe, por exemplo, que uma bola que rola dessa distância vai ficando maior conforme se aproxima dele. Veja como ele abre os braços para pegá-la. Peça-lhe que a jogue de volta, e no início ele vai balançá-la sem jogar, mas acabará conseguindo devolvê-la em sua direção.

Habilidades sociais e emocionais

É provável que seu filho já conheça as rotinas e goste de ser incluído em atividades como as refeições da família. Também está se tornando ótima companhia, e nesse mês ele talvez faça seu primeiro gracejo com você. Não se assuste se ele também desenvolver medos novos.

Para desenvolver habilidades

Seu filho está mais alerta e perceptivo ao que se passa redor dele. Adquira brinquedos para dentro de casa, como uma bola de plástico grande e um túnel de brinquedo. E ajude-o a melhorar a coordenação motora dando a ele objetos inofensivos para manusear e explorar.

★ Se seu filho estiver interessado pelos sons produzidos pelos animais, agora é o momento de introduzir músicas sobre animais em seu repertório. Vejam juntos livros de animais e imite para ele todos os sons que aqueles bichos fazem. Quando o bebê aprende a imitar uma porção de sons dos animais, seu êxito vai estimulá-lo a copiar também outros sons.

★ Para o bebê que adora transferir objetos de um recipiente para outro, faça uma caixa de surpresa cheia de objetos inofensivos e interessantes para ele manusear, explorar, guardar e retirar de novo. Para a brincadeira ficar mais animada, você pode embrulhar com papel alguns itens - ele vai adorar rasgar o papel para ver o que há dentro. No entanto, nunca deixe seu filho sozinho quando lhe der papel para brincar, pois ele pode colocar na boca e engasgar.

★ Satisfaça a necessidade do bebê de explorar com as mãos - e estimule sua sensação de toque - com um livro de atividades do tipo "tocar-e-sentir" que contenha figuras e formas com texturas diferentes.

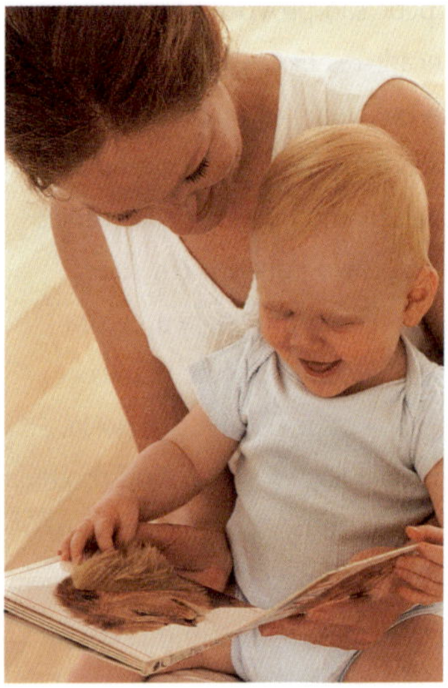

JUNTOS
Atividades em comum oferecem momentos maravilhosos para o bebê e os pais. E fica mais gostoso se os pais explicam as coisas e incentivam o filho.

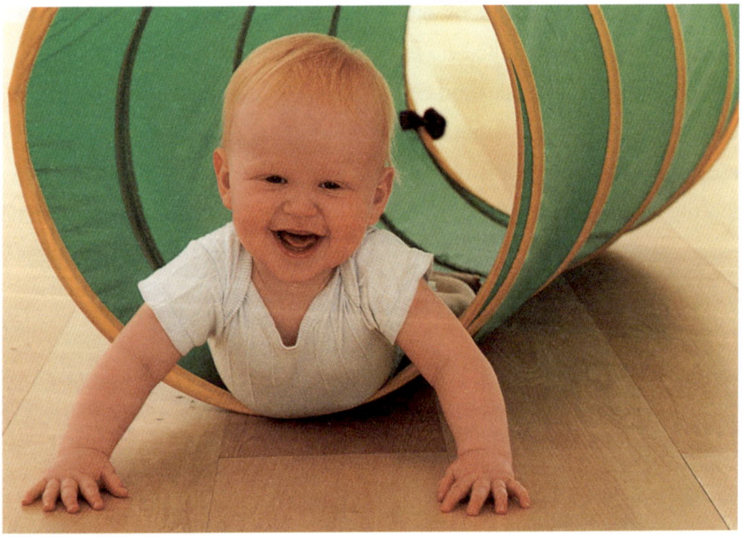

TÚNEL DE BRINQUEDO
Quando adquirir um túnel de brinquedo, verifique se o arame utilizado na estrutura está forrado e escondido. Em geral, esses túneis são muito leves, feitos de materiais coloridos.

★ Os bebês dessa idade ficam intrigados com o espaço - adoram engatinhar por trás de sofás ou cadeiras. Também gostam de engatinhar por túneis de brinquedo. Joque uma bola pelo piso do túnel para ele ver como funciona. Quando ele tiver confiança, vai adorar ser perseguido dentro do túnel ou se esconder lá dentro.

★ Um passeio diário num parque ou no playground é uma boa oportunidade para pais e filho passarem algum tempo juntos. Nesse momento, você estimula na criança a noção de espaço e ajuda a melhorar as habilidade visuais dela, apontando coisas nas quais você quer que ela preste atenção.

Senso de humor

Em geral, as primeiras risadas do bebê são provocadas por brincadeiras físicas, como pular no colo ou "voar" alto nos braços dos pais e, mais tarde, por brincadeiras visuais, como puxar os seus cabelos ou colocar o babador em sua cabeça, como um chapéu. Agora mais ativo, vai adorar irritar você, fazendo coisas de que não gosta, como passar por uma porta proibida e olhar para trás para ver se você está vendo, ou desligar a TV. Também vai se exibir colocando o prato na cabeça, por exemplo.

Os medos

Em contrapartida, esse é o momento em que seu filho pode começar a ter medo de coisas que, antes, nunca o tocaram – o barulho do aspirador, talvez. Se ele ficar com medo de algo, relaxe e conforte-o, e diga-lhe que não precisa ter medo daquilo. Vá, aos poucos, fazendo com que o bebê se acostume com o objeto que o assusta, para que ele vença o medo. Por exemplo, deixe-o examinar o aspirador desligado. Faça uma coisa de cada vez e, com o tempo, ele vai enfrentar seus medos.

Linguagem e habilidades intelectuais

Seu filho está começando a se comunicar mais, mostrando a você que ele é um membro importante da família, com coisas para dizer.

As conversas

O bebê adora interagir com pessoas, e vai gostar de reuniões sociais, como as refeições. Ele vai tentar entrar na conversa e pode até iniciar um diálogo. Agora, a seqüência de balbucios segue claramente os altos e baixos da fala dos adultos. E embora, no geral, sua fala ainda soe como algo sem sentido, é importante escutá-lo e responder, pois isso o incentiva a continuar tentando se expressar melhor.

Sons novos

Talvez seu filho esteja começando a utilizar o início das palavras para identificar coisas específicas, como "ga" para gato ou "bã" para banho, por exemplo. As palavras inteiras só vão surgir depois de alguns meses, mas a tentativa de entender as palavras (ou palavras inventadas) de seu filho, repetindo depois o que ele quis dizer, poderá ajudá-lo a falar tais palavras corretamente mais tarde. É provável que seu filho fique muito feliz ao observar e escutar você tentando compreender os sons que ele emite.

Compreensão do idioma

A compreensão que seu bebê tem do idioma continua a aumentar mais depressa do que sua capacidade de utilizá-lo para falar. Enquanto não fala, ele pode usar gestos, além de sons, para conseguir sua atenção – talvez acenando ou puxando suas roupas – e vai até repetir, se você não entender o que está tentando dizer.

Caixa de brinquedos

Utensílios domésticos

Os objetos simples dão alegria ao bebê. Ele gosta de pegar uma laranja de uma caixa de papelão e colocá-la de volta, ou tirar as peças secas da cesta plástica de roupa limpa e pôr ali seus brinquedos ou bonecos.

Livros

Uma coleção de diferentes livros de atividades oferece a seu filho uma nova perspectiva do mundo. Adquira livros resistentes, bem ilustrados, com imagens claras e texturas interessantes.

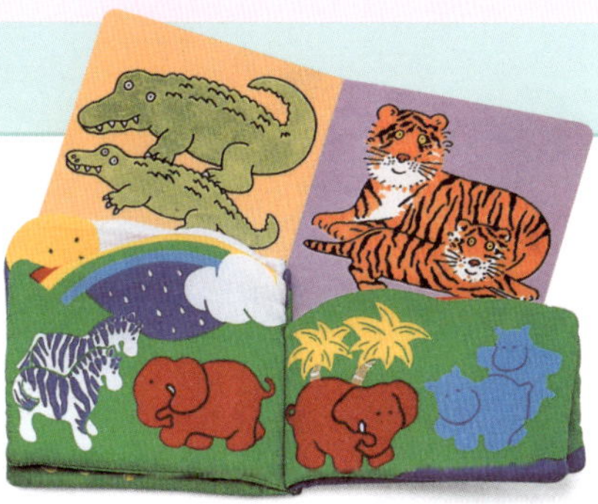

De 10 a 11 meses

Seu filho começa a se comportar como uma criança maior no momento em que passa mais tempo em pé. E ele também se sente crescido – adora experimentar coisas novas com os pais e se torna nessa etapa um animado companheiro para você.

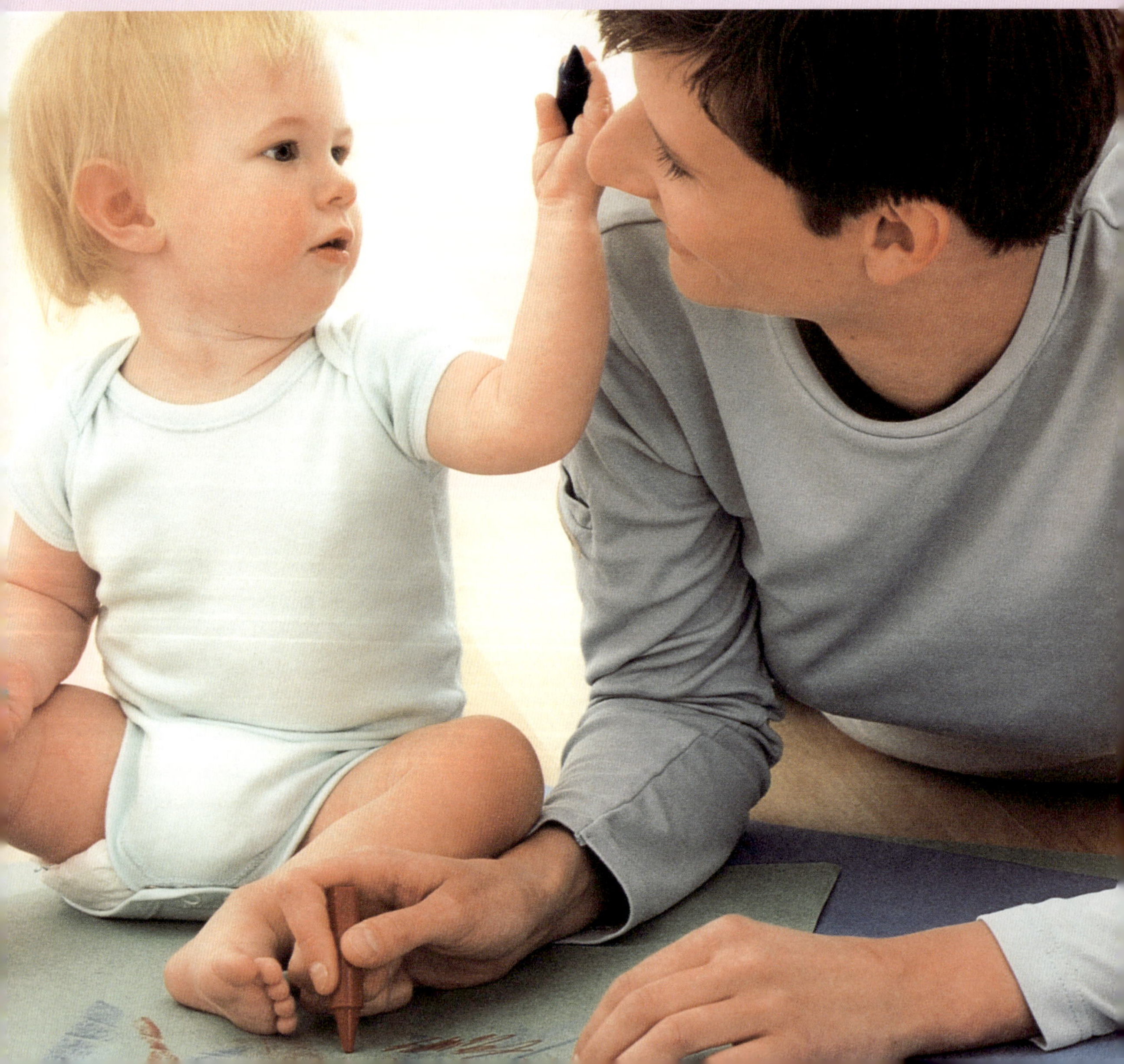

Desenvolvimento físico

Nessa idade, os bebês variam muito quanto ao físico. Alguns engatinham; outros apenas começaram a se sentar; e há os que tentam andar. Seu filho vai fazer tudo a seu tempo.

Curvar-se e rodar

O equilíbrio do bebê aumentou muito. Ele consegue se curvar para os lados sem tombar, enquanto está sentado, e roda para alcançar algo atrás dele, o que lhe permite pegar as coisas sozinho.

Em pé, sozinho

É provável que os engatinhadores precoces passem bastante tempo em pé, passeando agarrados nos móveis. Talvez seu filho faça a tentativa de tirar as mãos do apoio e se soltar por alguns segundos. Espere tombos e arranhões, e acalme o bebê se ele cair. Seu primeiro passo sozinho acontecerá logo, mas, por enquanto, ele se esforça só para aperfeiçoar o equilíbrio e a coordenação.

Habilidades sociais e emocionais

O bebê começa a se envolver nas tarefas da casa, adora estar com outros bebês e talvez agora fique mais ligado a algum objeto que o conforte.

Imitação e ajuda

A criança está compreendendo seu mundinho com mais clareza do que antes, e quer participar de tudo que acontece. Se o bebê vê você limpando o cadeirão ou varrendo o chão, vai querer tomar parte, e talvez até tente imitar a mamãe, penteando os cabelos ou lavando o rosto.

Vai igualmente tentar ajudar quando você o estiver vestindo, enfiando o braço na manga ou pegando os sapatinhos para você calçar. Não se esqueça de sempre dizer a ele o que faz e por quê. Dê-lhe a oportunidade de também experimentar, mas não espere que ele já faça tudo direito: muitos bebês tentam pentear os cabelos com a escova de dentes, por exemplo.

Amigos

O bebê passa a gostar de ver outras crianças da sua idade – e pode se entusiasmar quando você convida amigos que também têm filhos pequenos. Ele vai brincar alegremente com outro bebê, se forem colocados juntos no chão. Mas não espere muita interação entre eles. Por enquanto, já é muito bom para seu filho sentar-se junto com outras crianças. Aprenderá muita coisa só de observá-las. E o fato de se sentir à vontade com alguém ajudará seu bebê a dar os primeiros passos no aprendizado de fazer amigos.

Objetos de estimação

Nessa fase, muitos bebês se ligam a algum objeto especial, como uma almofada ou um brinquedo macio, que levam para toda parte. Chamado de "objeto de transição", esse item tem um lugar especial na vida do bebê, ajudando-o a adormecer quando está cansado e

Controle das mãos

Nessa idade, o bebê tem controle manual excelente e pode fazer muitas coisas sozinho. Por exemplo: consegue virar as páginas de um livro de papelão, uma de cada vez, aprende a encaixar blocos em orifícios de várias formas, ou rola com precisão uma bola na sua direção. E, além de lhe dar um objeto como um brinquedo, quando você pede, também o solta em sua mão.

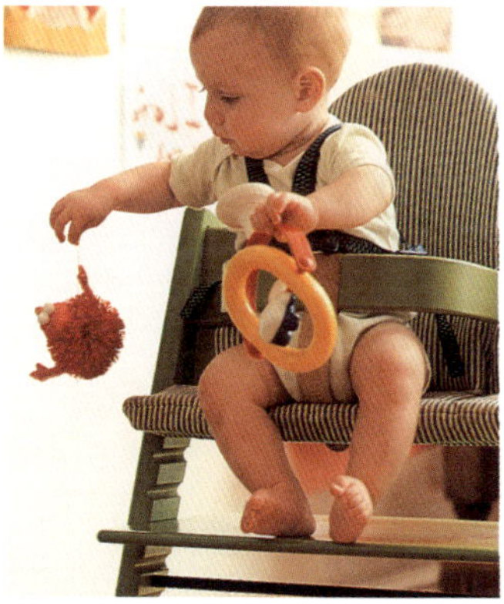

A ARTE DE SOLTAR
Dominar a arte de soltar é um passo importante, pois agora seu filho consegue colocar objetos onde quiser.

tranqüilizando-o se estiver infeliz, principalmente se você não estiver por perto para confortá-lo. Isso vale, em especial, para bebês que ainda sentem o medo da separação.

É provável que seu bebê dependa desse objeto por um bom tempo. Só quando descobrir outros meios de lidar com o que o desnorteia é que vai abandoná-lo. Enquanto isso, se você quiser limpá-lo ou tem medo de perdê-lo, providencie duas peças idênticas para evitar problemas.

Linguagem e habilidades intelectuais

Você e seu filho já conseguem ter uma boa comunicação. E agora que ele está com quase um ano, o entendimento do que se passa em seu mundo se desenvolve depressa.

Reagir a perguntas

O bebê pode ainda não falar muitas coisas, mas sua compreensão do idioma e da comunicação cresce rapidamente. Ele já consegue entender perguntas simples, como "Onde está o copo?", e é provável que responda apontando ou olhando na direção do objeto. Se você fizer outra pergunta simples, como "Quer tomar alguma coisa?", ele pode responder com um sorriso e dirigir-se para o copo.

Se o bebê tiver irmãos, eles também vão se divertir, pois podem começar a interpretar o que o menor está tentando expressar.

Para desenvolver habilidades

Agora que está com 11 meses, o bebê se interessa mais em saber como os brinquedos se mexem, se encaixam ou fazem barulho. Com a mãozinha mais bem treinada, consegue pôr objetos onde quiser. Assim, dê-lhe atividades que aperfeiçoem essas habilidades.

★ Seu filho consegue soltar os objetos quando quer, e é provável que se divirta com uma coleção de formas diferentes. Comece com uma versão feita em casa, usando uma caixa de sapato. Faça um orifício redondo na tampa e coloque uma bola de tênis dentro.

Se ele gostar da brincadeira, depois você pode cortar um orifício quadrado e lhe dar um bloco para encaixar. Esse exercício será mais difícil do que inserir a bola.

Quando o bebê precisar de um novo desafio, compre para ele um conjunto mais complicado, com várias formas.

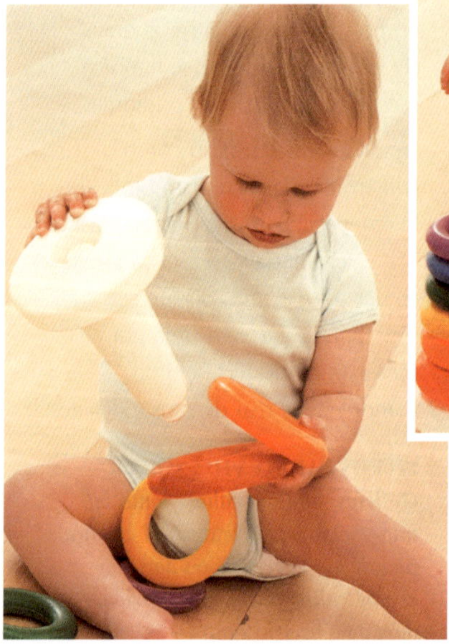

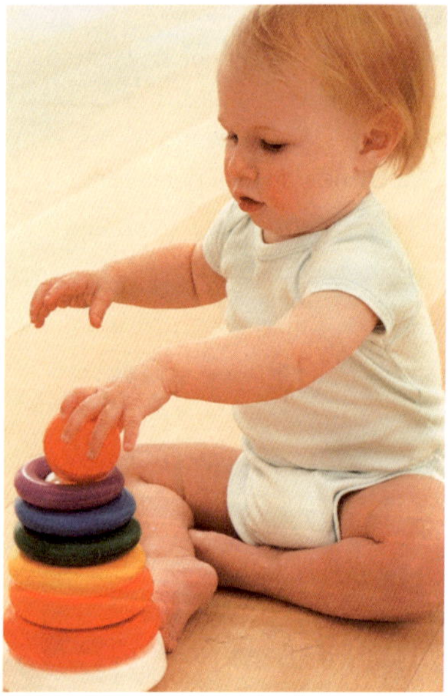

PEGAR E SOLTAR
O aperfeiçoamento da coordenação motora já permite que o bebê coloque objetos onde quiser. O encaixe de anéis coloridos num suporte é um excelente exercício.

Compreensão de conceitos

À medida que se desenvolvem as habilidades intelectuais do bebê, você vai observar que ele entende melhor seu mundo imediato.

Agora, quando ele vê a imagem de um cachorro num livro, talvez o relacione ao cachorro de seu avô ou a um que viu no parque e comece a entender que, embora cada cachorro que vê tenha aspecto diferente, são todos cachorros. Também já captou a idéia de opostos. Com a ajuda de suas explicações, o bebê vai compreender a diferença entre seco e molhado, quente e frio, grande e pequeno, dentro e fora.

Caixa de brinquedos

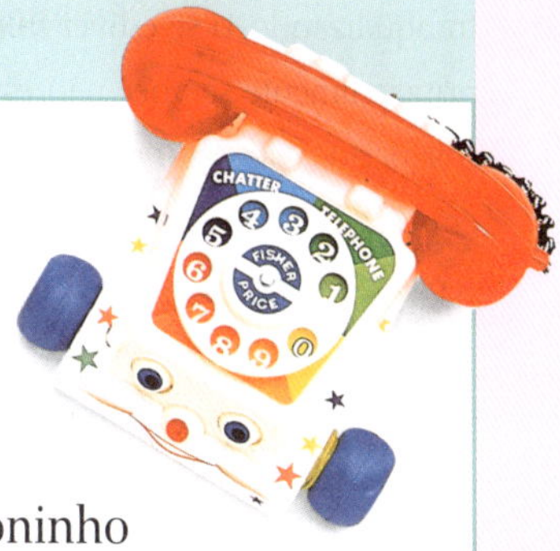

Seleção de formatos

Brinquedos com formas devem ser resistentes, criando uma coleção de formatos simples e reconhecíveis. Não dê brinquedos pequenos demais, que a criança possa pôr na boca.

Livros

Procure deixar a coleção de livros de seu filho em um lugar que ele facilmente possa alcançar e sempre que possível leia com ele.

Telefoninho

O bebê vai se divertir com brinquedos que imitam objetos de verdade – como um telefone –, ainda mais quando emitem sons.

★ Quando o bebê aprender a virar as páginas de um livro, dê-lhe bastante material. Incentive-o a passar momentos sossegados com os livros, uma experiência que vai durar para o resto da vida.

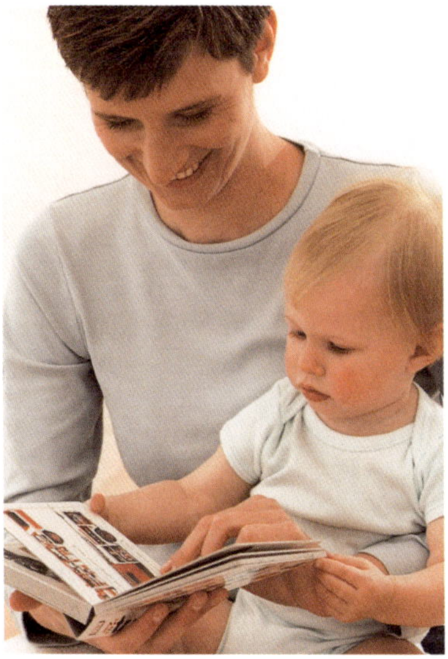

★ Ajude-o a se interessar pelo mundo adulto com brinquedos que imitam objetos de verdade, como um telefoninho. Imitar você é o primeiro passo do bebê para aprender a ser imaginativo. Ao nomear os objetos com os quais ele está brincando, você também o estimula a conhecer o idioma.

★ Mostre a seu filho como construir uma torre com blocos, livros, vasilhas ou copos de plástico. Talvez ele ainda não seja capaz de erguer a torre, mas derrubá-la com uma batida lhe dará uma grande sensação de poder – e uma compreensão real de causa e efeito.

LIVROS PARA A VIDA TODA
Os livros são uma valiosa fonte de interesse e aprendizado para a criança, mesmo ainda bebê. Vocês dois vão extrair muito prazer dessa atividade, quando a fizerem juntos.

Objetos e eventos

Está bem desenvolvida a noção que seu filho tem de causa e efeito – ele sabe exatamente o que acontecerá quando bater no tambor (faz barulho) ou soltar um brinquedo (é provável que você o recolha).

Já começou a empregar objetos conforme o uso. Por exemplo: ele põe o telefone de brinquedo na orelha do mesmo jeito que você faz com o de verdade, ou pega a toalha do banheiro e esfrega o rosto nela. Esse é um passo importante, pois a criança vai usar essa compreensão quando começar a combinar aquilo que diz com as coisas sobre as quais quer falar.

De 11 a 12 meses

Perto de seu filho completar o primeiro ano de vida, você vai olhar para trás maravilhado com as mudanças incríveis que ocorreram. Ele agora é um pequeno indivíduo com personalidade própria, ampla gama de emoções, uma noção consistente de seu lugar na família, e conhece suas rotinas diárias. Está cheio de vida, energia, amor e afeto para com os mais próximos, com quem gosta de estar.

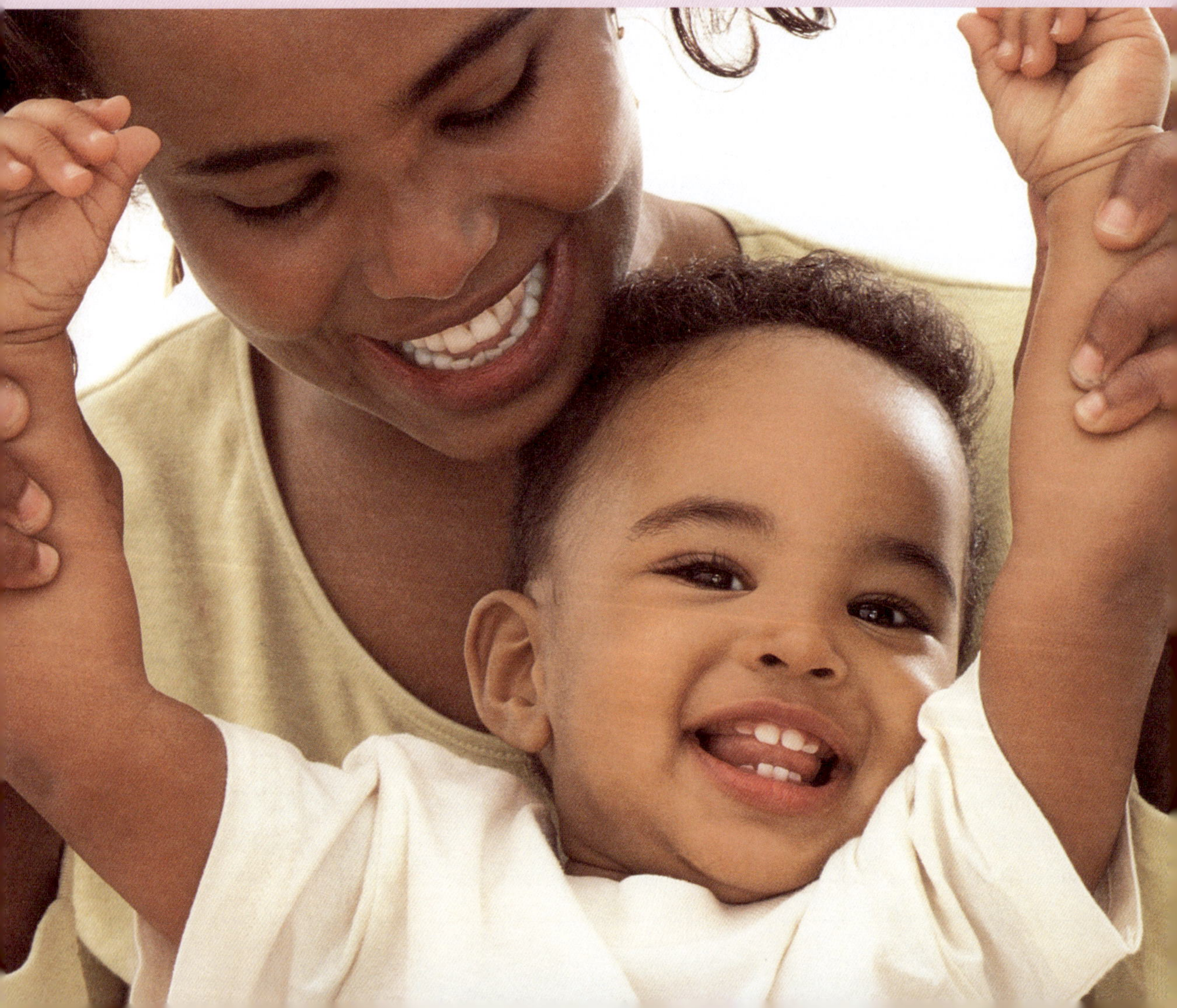

Desenvolvimento físico

Nesta fase, seu filho talvez tente ficar em pé sozinho e dar os primeiros passos sem ajuda. Mas não se esqueça de que o ritmo do progresso físico depende do desenvolvimento individual dele, e seu bebê não deve ser comparado a outros.

Primeiros passos

Perto de um ano de idade, seu filho pode dar os primeiros passos, uma conquista muito animadora. Se ele tiver bom equilíbrio enquanto passeia apoiando-se nos móveis, talvez comece a se soltar de vez em quando, agarrando-se em algo só se tropeçar. Quando ele chegar a essa fase, encoraje-o a andar até você, ou aumente os espaços entre os móveis.

De início, ele vai conseguir dar só um ou dois passinhos antes de cair. Incentive-o a tentar de novo e logo ele estará dando cada vez mais passos sozinho. Afastar os móveis ajuda a dar mais confiança ao bebê. Mas contenha-se, pois seu filho tem seu próprio ritmo – muitos bebês só andam com 13 ou 14 meses, ou até com 18 meses.

Comer sozinho

Agora que seu filho controla muito melhor os movimentos das mãos, tem mais precisão em tudo que faz, a exemplo de comer com as mãos sem nenhuma dificuldade. O uso da colher não é fácil de dominar, pois envolve uma coordenação motora complexa, além de bom controle muscular. Mas como ele já consegue girar a mão, está mais apto para levar a comida à boca, embora ainda faça um bocado de sujeira.

Vale a pena incentivar o bebê a comer sozinho, uma vez que ele pode não aceitar que outra pessoa lhe dê comida. E ele não precisa contar com você para lhe dar todos os alimentos. No entanto, ainda é muito cedo para deixar que ele faça tudo. Apesar de começar cada refeição com entusiasmo, logo vai se distrair e você terá de intervir para garantir que ele coma o suficiente.

Arremessos

A exploração de diferentes objetos ainda é uma das atividades de que o bebê mais gosta, mas agora é provável que ele pare de colocar tudo na boca. Sentir o objeto que tem nas mãos tornou-se mais importante para ele, e fará cada vez mais experiências com as mãos. Por exemplo: tentará segurar mais de uma peça – como dois blocos de construção – ao mesmo tempo, embora por certo tempo deixe cair uma ou até as duas peças. E como já descobriu como soltar as coisas de propósito, agora acha graça quando arremessa coisas deliberadamente.

Habilidades sociais e emocionais

Em relação às pessoas próximas a seu filho, você continua sendo o primeiro amor dele e o centro mais importante de sua vida, mas nessa idade ele também gosta de estar com outras pessoas, principalmente os irmãos e outras crianças.

Uma relação estreita

Seu filho é muito amoroso: dá um monte de abraços e devolve os beijos, quando quer. E pode ser egocêntrico, pois acha que deve vir em primeiro lugar quando quer sua atenção. Ao mesmo tempo, aumenta a noção de independência, e sua vontade de explorar revela que não vai ficar por muito tempo quietinho em seus braços.

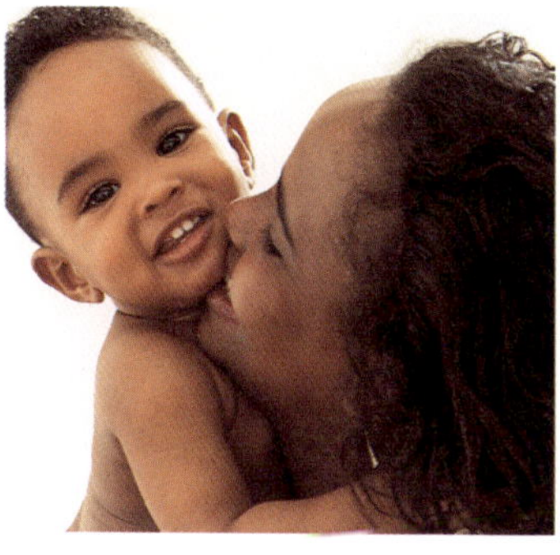

Com outros bebês

Este é um bom momento para seu filho conhecer outras crianças, em especial se ele não tiver irmãos. Ele ainda quer estar perto de você, mas ficará encantado observando e imitando os outros. Nessa idade, porém, não pense que ele vai se misturar ativamente, envolver-se ou emprestar suas coisas aos outros. O bebê ainda acha que o mundo gira em volta dele e, mesmo que se sinta feliz brincando com outras crianças, presume que todos os brinquedos estão ali só para ele. Vai levar um ano ou mais para que ele seja capaz de compreender as razões de dividir algo com alguém.

Boas maneiras

Ainda que nessa idade seu filho não entenda como ou por quê precisa ter boas maneiras, ele adora imitar os pais e os irmãos. Aprender a se comportar vai ajudá-lo a se dar bem com outras pessoas, à medida que cresce. Mesmo antes de saber falar, o bebê aprende rituais sociais, como dar um aceno de adeus. E se ele escuta você usar palavras educadas, é bem provável que as empregue quando começar a falar.

Linguagem e habilidades intelectuais

Faz tempo que o bebê vem se preparando para falar, e a crescente capacidade de concentração o ajudará nisso. A memória dele também está bem maior.

Preparação para a fala

Nessa fase, seu filho consegue usar as vogais e algumas consoantes. Se parou de babar, é sinal de que melhorou o controle da língua, da boca e dos lábios. Pode ser que imite a última coisa que escutou você dizer. E talvez você ouça uma palavra reconhecível no meio daquele linguajar desarticulado.

Primeiras palavras

Alguns bebês são capazes de dizer duas ou três palavras por volta do primeiro aniversário, embora, quase sempre, apenas você e o restante da família que está ligado à rotina do bebê as entendam. Pode levar algumas semanas até que seu filho use mais palavras, o que é normal.

Concentração e memória

Você verá que seu filho consegue escutar historinhas curtas inteiras. Isso se deve, em parte, porque agora ele entende o que você diz, e em parte porque consegue prestar atenção por mais tempo.

O desenvolvimento da memória e as experiências que seu bebê teve afetam, agora, diversas ações e comportamentos dele. Nota-se isso no modo como ele adora fazer uma baguncinha na rotina – por exemplo: fugir engatinhando rapidamente quando você está tentando prepará-lo para o banho ou colocar nele um agasalho. Como sabe o que vai acontecer em seguida, aproveita a oportunidade para fazer piada, e você é o alvo.

Caixa de brinquedos

Brinquedos de puxar

Se seu filho está andando bem, é provável que goste de brincar com trenzinhos, carrinhos ou animais que ele vai puxar atrás de si, por onde quer que vá.

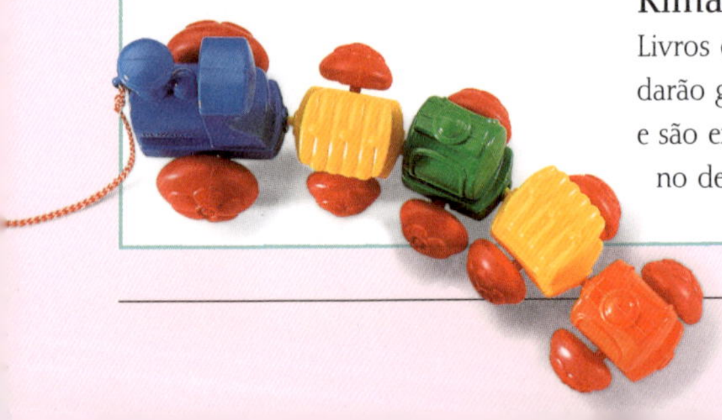

Brinquedos macios

Os bebês adoram brinquedos macios. Adquira bonecos com rostos expressivos ou simpáticos, para atrair a atenção do bebê.

Rimas infantis

Livros com rimas infantis e cantigas darão grande prazer ao bebê e são excelentes para ajudar no desenvolvimento da fala.

Para desenvolver habilidades

Seu filho vai ampliar a compreensão e a familiaridade com os nomes dos objetos, por meio de cantigas e livros. Incentive-o a emprestar os brinquedos mais queridos. Ajude-o a desenvolver a coordenação e a noção de ritmo, por exemplo, com brincadeiras de bater palmas.

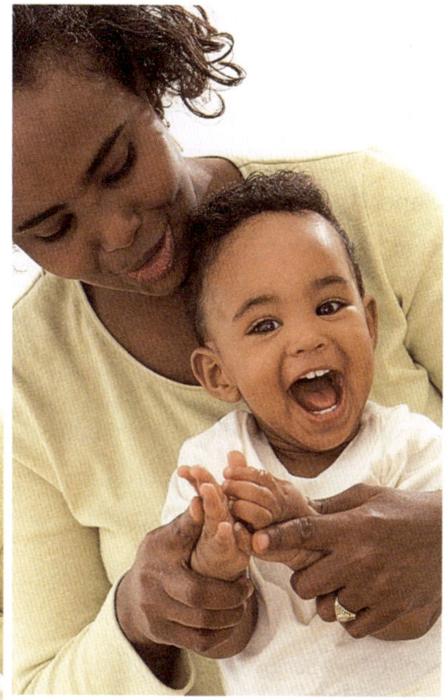

★ Agora, o bebê espalma as mãos quando bate palmas; se não espalmar, segure as mãos dele para ensiná-lo a bater palmas. Faça-o sentar-se no seu colo ou no chão, de frente para você, para que possa observar e bater palmas em brincadeiras e canções. Misturar palavras, gestos e música vai ajudá-lo nas primeiras palavras, além de lhe dar a chance de brincar com você e imitá-lo.

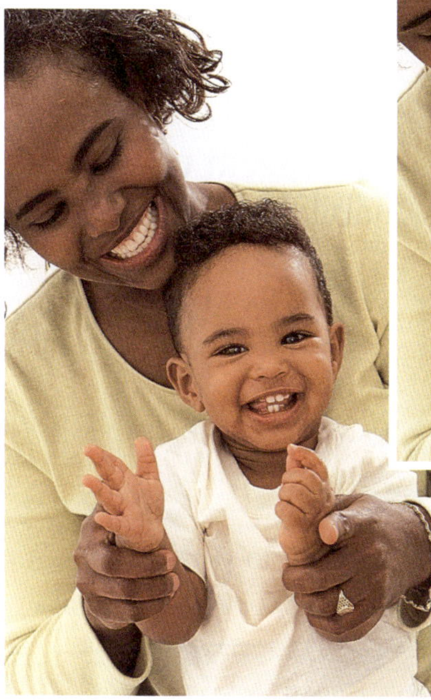

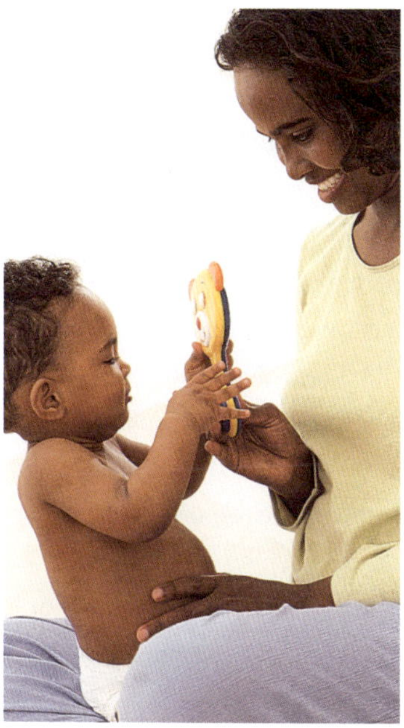

BATER PALMINHA
As brincadeiras de ação ficam cada vez mais divertidas, à medida que o bebê antevê o passo seguinte de uma seqüência ou canção.

EMPRESTAR O QUE É DELE
Embora seu filho ainda seja muito pequeno para aprender a compartilhar, uma brincadeira simples de dar e tomar reforçará aos poucos essa idéia para ele.

★ Brinque de dar e tomar, oferecendo ao bebê algo novo para observar. Peça de volta, quando ele terminar a sondagem. Se devolver, elogie-o. Se não, tome o objeto com delicadeza, agradecendo a ele e elogiando-o.

★ Seu filho vai gostar de brinquedos macios, como bichinhos e bonecos, durante anos. Agora, use-os para ajudá-lo a aprender rituais sociais: incentive-o a dar um beijo de boa-noite nos preferidos ou a lhes dar adeus, quando for passar o dia fora.

★ O bebê vai adorar ouvir música e ver livros com freqüência. Essa repetição vai incentivar suas primeiras palavras e melhorar a memória dele.

★ Se o bebê está começando a andar, deve estar preparado para ter o primeiro brinquedo de puxar. No início, você talvez tenha de ajudá-lo, mas logo estará puxando sozinho.

De olho na segurança

Verifique se todos os brinquedos macios têm padrões de segurança aprovados e não apresentam itens soltos, como olhos e nariz.

Índice

Agradecimentos

A autora gostaria de agradecer a Claire Legemah, Susannah Steel, Julia North e Glenda Fisher por seu trabalho.

Créditos

Foto de capa: Jason Homa/Image Bank
Projeto da capa: Nicola Powling
Índice: Hilary Bird; **revisão:** Nikky Twyman
Modelos: Tali com Gil Krikler, Denise com Kymani e Kymarley Woodstock, Helen com Joseph Jack e Leo Stiles, Mulki com Wyse Ali, Janis e Maureen Lopatkin com Mia Lopatkin, Mr e Mrs Kiyomura com Eri, Michelle com Charlie Terras, Ivor com Ruby Baddiel, Rachel com Zoe Nayani, Maria com Jasmine Leitch
Penteados e maquiagem: Tracy Townsend

Consultoria

Warren Hyer MRCP é consultor de pediatria nos hospitais Northwick Park e St. Mark, em Harrow, e professor honorário sênior de clínica no Imperial College of Science, Technology and Medicine.
Penny Tassoni é consultora de educação, autora e instrutora. Penny dá palestras sobre uma série de estudos da infância e escreveu cinco livros, entre os quais *Planning, Play and the Early Years.*

Créditos das fotos

Pesquisa: Cheryl Dubyk-Yates
Arquivo de imagens: Hayley Smith

O editor agradece aos seguintes profissionais abaixo por permitirem a reprodução de suas fotografias:
(abreviaturas: a = acima, b = embaixo, d = direita, e = esquerda, c = centro)

Mother & Baby Picture Library: Ruth Jenkinson 16be. **Corbis Stock Market:** Steve Prezant 27ad. **Foto de capa:** JasonHoma/Image Bank

A Publifolha agradece a Johnson & Johnson do Brasil pela cessão das fotos feitas pela Association of Women's Health, Obstetric and Neonatal Nures, publicadas nas páginas 35 e 36.